Schirner Verlag

Caroline Ebert

Augen lieben Heilkräuter

Heilpflanzen-Tipps nach Maria Treben und der heiligen Hildegard für alle Augenerkrankungen

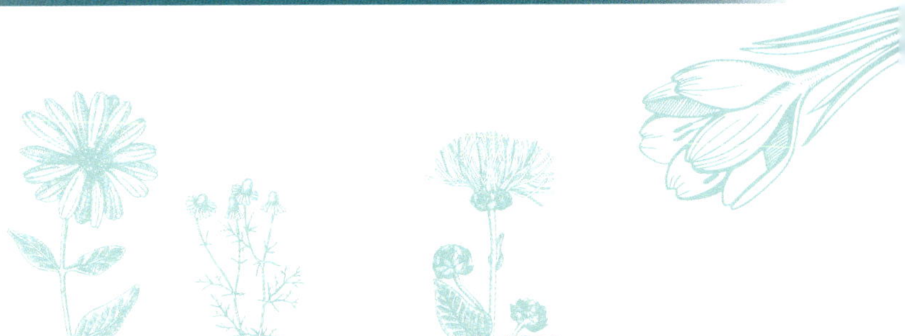

Schirner Verlag

Die Ratschläge in diesem Buch sind sorgfältig erwogen und geprüft. Sie bieten jedoch keinen Ersatz für kompetenten medizinischen Rat, sondern dienen der Begleitung und der Anregung der Selbstheilungskräfte. Alle Angaben in diesem Buch erfolgen daher ohne Gewährleistung oder Garantie seitens der Autorin oder des Verlages. Eine Haftung der Autorin bzw. des Verlages und seiner Beauftragten für Personen-, Sach- und Vermögensschäden ist ausgeschlossen.

Wir verzichten auf das Einschweißen unserer Bücher – **UNSERER UMWELT ZULIEBE!**

ISBN Printausgabe 978-3-8434-1368-8
ISBN E-Book 978-3-8434-6401-7

Caroline Ebert:
Augen lieben Heilkräuter
Heilpflanzen-Tipps nach Maria Treben
und der heiligen Hildegard für alle
Augenerkrankungen

Birkenweg 14 a, 64295 Darmstadt
E-Mail: gpsr@schirner.com

Umschlag: Silja Bernspitz, Schirner,
unter Verwendung von # 103346693 (© stockcreations), # 640056616 (© Cookie Studio), # 730978765 (© Madeleine Steinbach), # 389617705 (© Bozhena Melnyk), # 129036812 (© colors), # 1106813555 (© Nella), # 330066293 (© Valentyn Volkov), # 407202541 (© geraria) und # 710907874 (© Elena Akimova), www.shutterstock.com
Layout: Silja Bernspitz, Schirner
Lektorat: Bastian Rittinghaus, Schirner
Druckproduktion: Ren Medien GmbH, Filderstadt
Printed in Czech Republic

www.schirner.com

8. Auflage Mai 2025

Inhalt

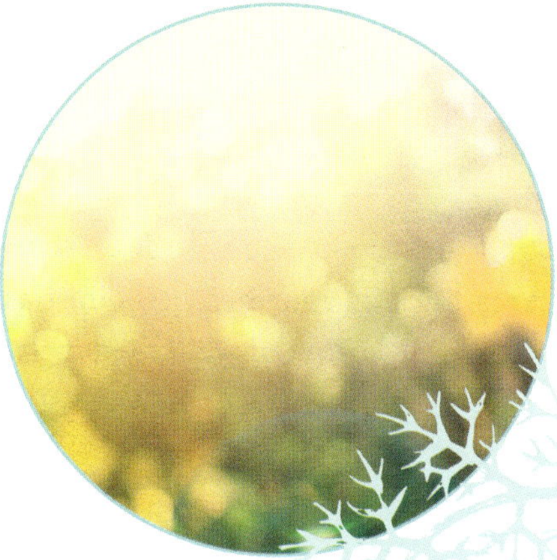

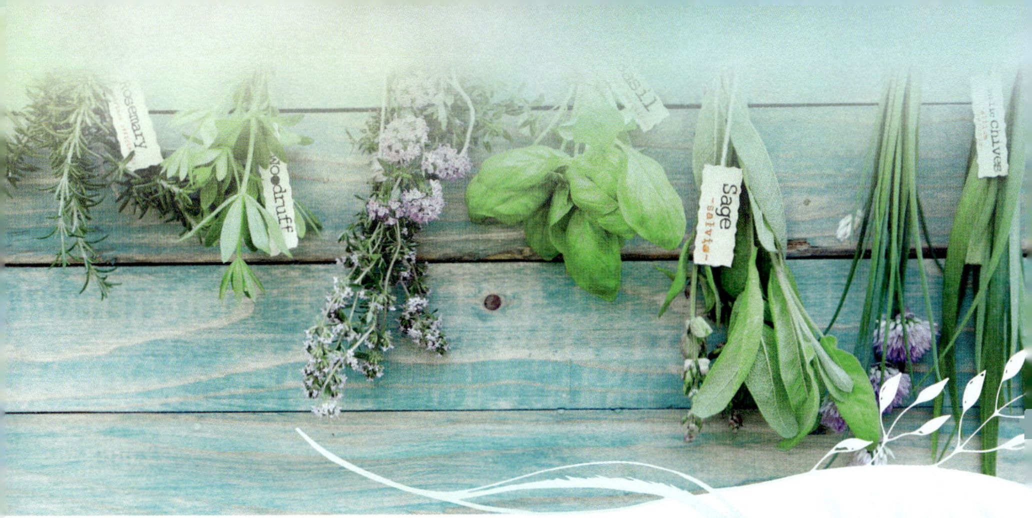

Vorwort

Liebe Leserin, lieber Leser,

ob Sie sich bereits zu den Kräuterkundigen zählen oder ein vollkommener Neuling in diesem Bereich sind – Sie werden diesen wertvollen Ratgeber schätzen. Er stellt Ihnen Kräuter vor und bietet Rezepte an, die zum größten Teil sehr einfach nachzuvollziehen sind. Fast alle Anwendungen sind auch mit getrockneten Kräutern durchführbar, sodass Sie die Zutaten in der Apotheke, in Kräuterläden oder auf Bauernmärkten erwerben können. Ich würde mir wünschen, bei Ihnen die Liebe zur Natur und zu den Kräutern zu wecken. Es wäre gut, wenn die Menschen wieder mehr auf die Kraft der Natur als auf chemische Produkte vertrauten. Unsere Vorfahren hatten ein enormes Wissen, das leider nicht immer geschätzt und an die Nachkommen weitergegeben wurde. Gerade in Großstädten, wo es an Naturverbundenheit fehlt, ist das tiefe alte Wissen meist verloren gegangen. In kleinen bayerischen Gemeinden erlebe ich hingegen immer wieder, dass doch noch einiges davon vorhanden ist. Eine weitere Intention dieses Buches ist, dass Sie Ihren Augen mehr Aufmerksamkeit und Achtsamkeit entgegenbringen. Unser Augenlicht ist etwas sehr Kostbares, und dennoch halten wir es

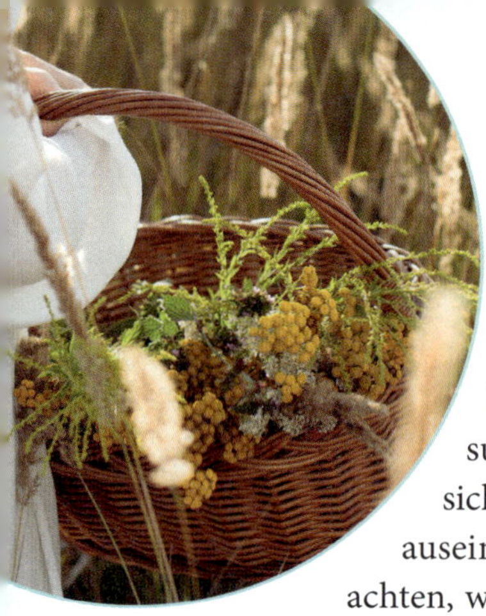

für selbstverständlich – solange die Augen gut funktionieren. Wenn wir sie überstrapazieren und es zu Problemen kommt, merken wir erst, was wir an ihnen haben.
Zur optimalen Unterstützung Ihrer Augengesundheit durch Kräuter gehört auch, dass Sie sich mit den Zyklen und Rhythmen der Natur auseinandersetzen. Wenn Sie diese zusätzlich beachten, wirkt dies sehr unterstützend. Vielleicht mag es sich, wenn Sie Kräuterneuling sind, kompliziert anhören, denn heutzutage wollen wir ja immer alles, und das sofort. Geduld ist etwas, was wir verlernt haben im Zeitalter von »click & buy«. Vielleicht sollten wir uns ab und zu daran erinnern, dass auch wir Rhythmen unterliegen und Zeiten der Ruhe, Regeneration und Heilung benötigen.
Wenn wir dauerhaft unsere natürlichen Rhythmen missachten, wird das unserem Körper schaden. Aber auch unsere Seele leidet, wenn wir permanent unsere eigenen Bedürfnisse übergehen. Daher möge dieses Buch ein wenig dazu beitragen, dass Sie sich auf die eigenen, persönlichen Körperrhythmen zurückbesinnen, und Ihnen gleichzeitig das Tor zur Natur, zur Schöpfung öffnen – damit Sie in Einklang mit dem Rhythmus der Natur kommen. In der modernen, technisierten Welt kann der Mensch nicht mehr viel damit anfangen – und es würde ihm gerade deshalb guttun, sich wieder auf das ursprüngliche Wissen einzulassen.

Ich wünsche Ihnen viel Freude und gutes Gelingen beim Anwenden der Rezepte.

Ihre Caroline Christina Ebert

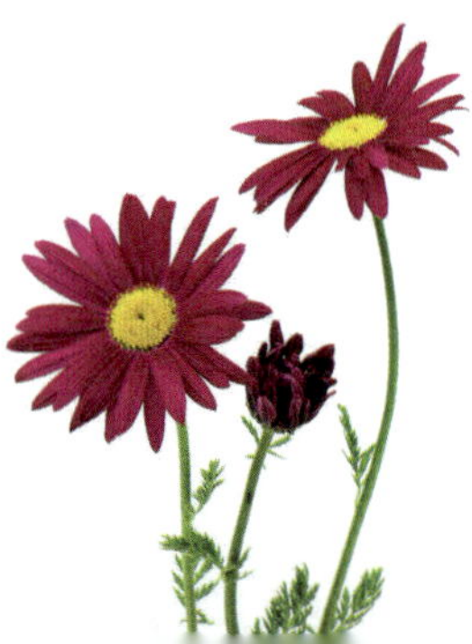

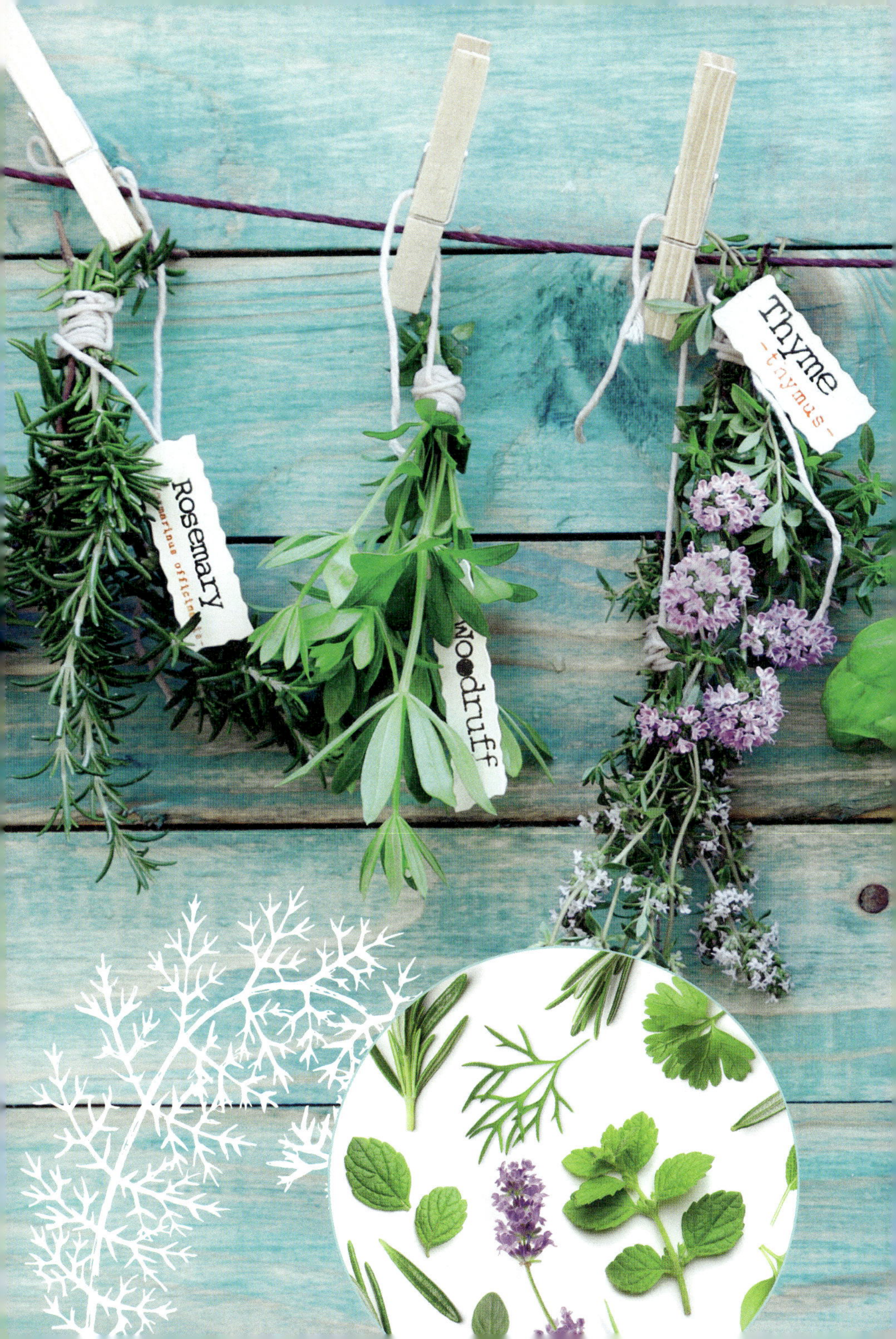
Rosemary
Woodruff
Thyme
- thymus -

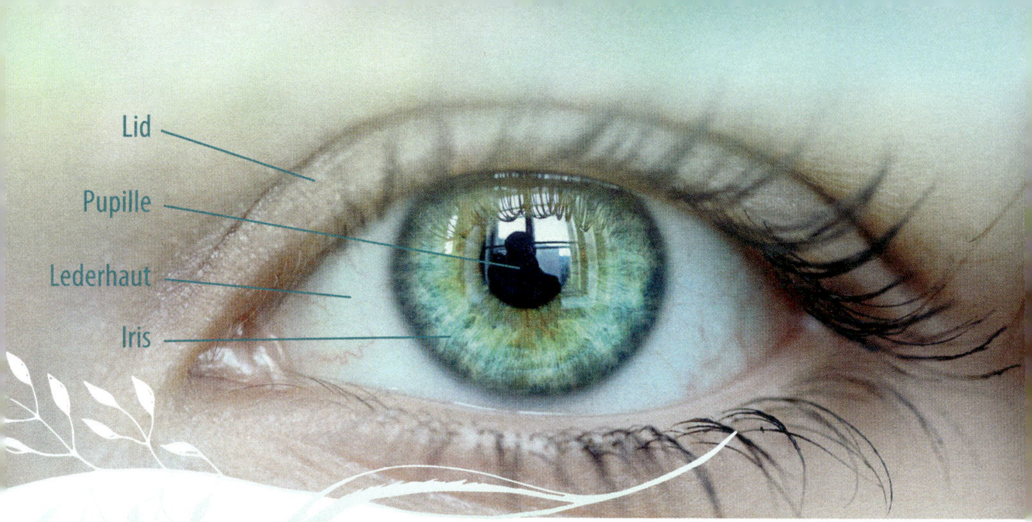

Anatomie des Auges

Bevor ich Sie mit Fachbegriffen überhäufe, möchte ich Ihnen zunächst einen kleinen Überblick geben, wo sich die verschiedenen Bereiche im und am Auge befinden.

Aufbau des Auges

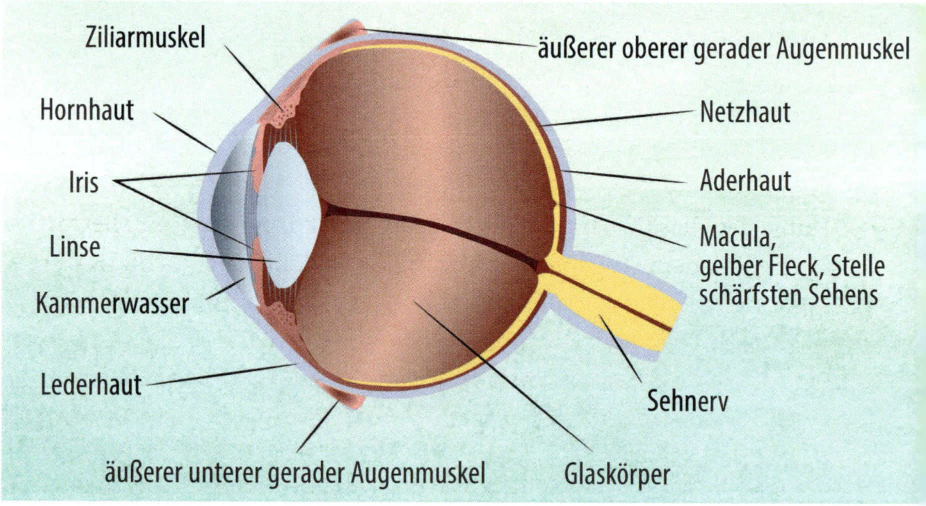

Auf dem Bild sehen Sie den Querschnitt eines Auges. Vorne befindet sich die durchsichtige Hornhaut. Diese übernimmt etwa 70 % der Lichtbrechung und ist somit sehr wichtig für eine klare Sicht. Hinter der Hornhaut befindet sich die vordere Augenkammer, die mit Kammerwasser gefüllt ist. Dahinter folgt die Regenbogenhaut, auch Iris genannt, gefolgt von der Augenlinse.

Die Iris ist für die Helligkeitsregulierung zuständig. Das bedeutet: Wenn es hell ist, dann dehnt sich die Iris aus, die Pupille wird dadurch kleiner – es fällt weniger Licht ins Auge, und die Netzhaut wird so vor Überbelichtung geschützt. Bei Dunkelheit vergrößert sich die Pupille durch das Zusammenziehen der Iris. Dadurch wird die Lichtmenge erhöht, die auf die Netzhaut auftrifft.

Die Augenlinse kann ihre Brechkraft durch Verformung verändern. Damit stellen sich unsere Augen auf die unterschiedlichen Entfernungen ein. Wenn wir beispielsweise in die Ferne blicken, dann wird die Linse über die Zonulabänder, die am inneren Augenmuskel befestigt sind, flach gezogen. Dieser Ringmuskel ist dabei entspannt. Spannt er sich an, verringert sich der Durchmesser, wodurch die Zonulabänder locker werden. Dadurch kann sich die Augenlinse in ihre ursprüngliche kugelige Form zurückbewegen. Die Augen sehen infolgedessen in der Nähe scharf. Diesen Vorgang nennt man Akkommodation.

Die Augenlinse befindet sich in der hinteren Augenkammer, die ebenfalls mit Kammerwasser gefüllt ist. Sie ist im hinteren Bereich in eine Kuhle des Glaskörpers eingebettet. Der Glaskörper ist eine gallertartige Masse, die dem Augapfel seine Stabilität verleiht und ebenfalls durchsichtig ist. Er sorgt dafür, dass die Netzhaut am Augenhintergrund anhaftet. Denn die Schichten sind nur an zwei Stellen miteinander verwachsen: am Sehnervenaustritt und am Rand der Netzhaut.

Die Netzhaut enthält Rezeptoren, die das Licht in elektrische Impulse umwandeln. Hierfür wird der sogenannte Sehfarbstoff verbraucht. Dieser muss immer wieder neu gebildet werden. Dies geschieht allerdings

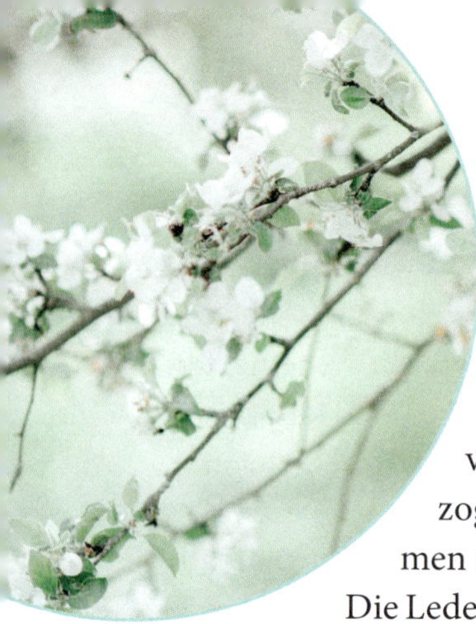

nur in Phasen der Dunkelheit. Deshalb ist es sehr wichtig, dass unsere Augen sich regenerieren können.

Hinter der Netzhaut befindet sich die Aderhaut, die unser Auge mit Nährstoffen und Sauerstoff versorgt. Sie ist von Arterien und Venen durchzogen und liegt auf der Lederhaut auf, die zusammen mit der Hornhaut dem Auge seine Form gibt. Die Lederhaut ist an einer Stelle unterbrochen. Diese Stelle wird auch Siebplatte genannt, weil die Lederhaut dort durchlöchert ist. Durch diese Öffnungen verlassen die zahlreichen Nervenfasern der Netzhaut das Auge und bilden gemeinsam den Sehnerv.

Der Blutkreislauf zum Auge

Von der linken Herzkammer wird das Blut in die Aorta gepumpt. Diese fängt den Druck des Blutes auf und lenkt es durch viele Gefäße in den gesamten Körper. Die Gefäße werden immer feiner und enden schließlich in den feinsten Haargefäßen, den Kapillaren. In ihnen findet der Austausch von Sauerstoff und Kohlendioxid statt. In den abführenden Gefäßen, den feinen Venolen, wird das sauerstoffarme und kohlendioxidhaltige Blut in Richtung Herz geführt, wobei es über die größer werdenden Venen in die Hauptgefäße, die obere und die untere Hohlvene fließt. Von diesen Gefäßen aus erreicht das Blut die rechte Vorkammer und dringt über die Segelklappe in die rechte Hauptkammer ein. Diesen Teil der Blutbahn nennt man den großen Blutkreislauf. Von der rechten Hauptkammer wird das Blut nun durch die Lungenarterie in die beiden Lungenflügel gepumpt, wo in den feinsten Lungenkapillaren die Neuaufnahme von Sauerstoff und die Abgabe von Kohlendioxid erfolgen. Das wieder sauerstoffreiche Blut fließt über die Lungenvenen in die linke Vorkammer und weiter in die linke Herzkammer. Dort beginnt dann der große Kreislauf erneut. Den Blutweg über die Lungenflügel nennt man den kleinen Blutkreislauf oder auch Lungenkreislauf.

Von der Aorta zweigen drei Äste zur Kopfregion ab: Die Oberarm-Kopf-Arterie, die linke gemeinsame Kopfschlagader und die linke Unterschlüsselbeinarterie. Die Oberarm-Kopf-Arterie teilt sich in die rechte gemeinsame Kopfschlagader und die rechte Unterschlüsselbeinarterie. Die rechte und die linke Kopfschlagader sind die beiden Hauptversorgungsäste für den Kopf, somit für das Gehirn und für die Augen. Sie teilen sich nochmals in je zwei Äste, die inneren und die äußeren Kopfschlagadern. Die innere Kopfschlagader mündet in die vordere Gehirnarterie, die mittlere Gehirnarterie und die hintere verbindende Arterie. Vor Letzterer zweigt die Augenarterie ab, die die gesamte Augenregion versorgt. Die Augenarterie hat einen Durchmesser von 1 – 1,5 mm. Sie gelangt beidseitig durch das Foramen opticum (ein kleines Loch in den knöchernen Augenhöhlen) zusammen mit den Sehnerven in die Augenhöhle. Innerhalb des Sehnervenkanals ist die Arterie durch die Dura mater vom Sehnerv getrennt. In der Augenhöhle zweigen auf ihrem Weg nach vorn mehrere Äste von ihr ab:

- **zentrale Netzhautarterie**
- **Irisarterien**
- **Aderhautarterien**
- **Tränenarterien**
- **Muskelzweige**
- **supraorbitale Arterie**
- **hintere Siebbeinarterie**
- **vordere Siebbeinarterie**
- **mediale Lidarterien**

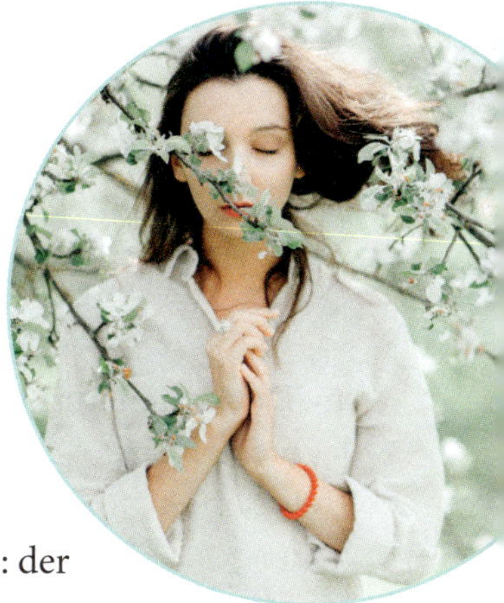

Schließlich endet die Augenarterie in zwei Ästen: der Stirnarterie und der Nasenrückenarterie.

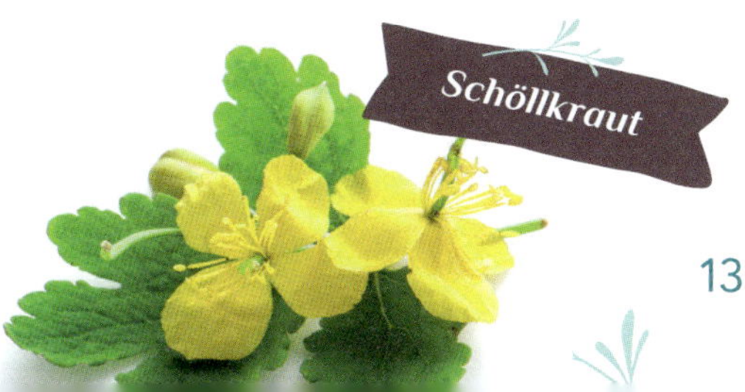

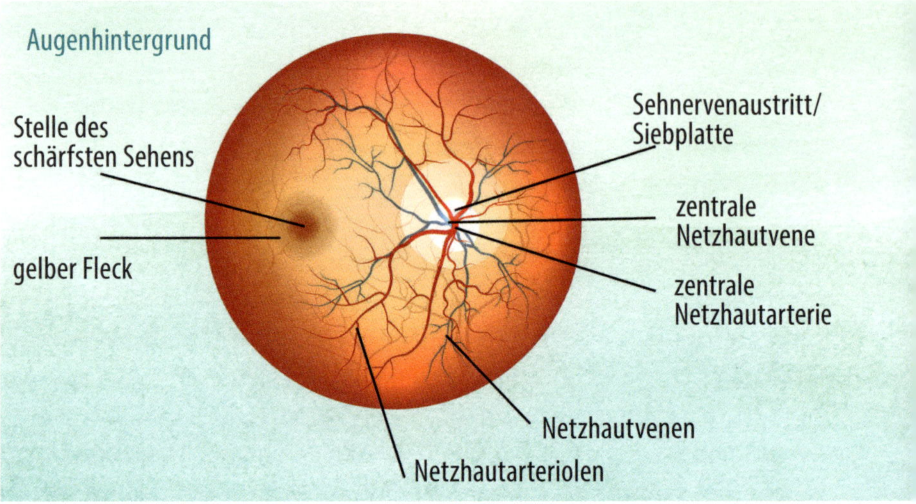

Die Netzhautarterie versorgt die inneren Schichten der Netzhaut. Es handelt sich dabei um Endgefäße. Ein Verschluss dieser Gefäße führt zu Gewebeveränderungen und den zahlreichen Netzhauterkrankungen des Auges.

Die Aderhautarterien bilden ein dichtes Gefäßnetz. Einige dringen in das Auge ein und teilen sich in viele Ästchen auf, andere führen nach vorn und verbinden sich mit rückläufigen Ästen aus dem großen Iriskreis. Der vordere Teil der Aderhaut wird zum größten Teil von Gefäßen des großen Iriskreises versorgt.

Die Irisarterien sind zwei Äste der Augenarterien, die mit den Ziliararterien den großen Iriskreis bilden.

Die Ziliararterien entstammen nicht der Augenarterie, sondern den Gefäßen, die die Augenmuskeln versorgen. Sie dringen in die Lederhaut des Auges ein. Davor gibt es feine Abzweige zum Limbus, dem Übergang von der Lederhaut zur Hornhaut.

Querschnitt

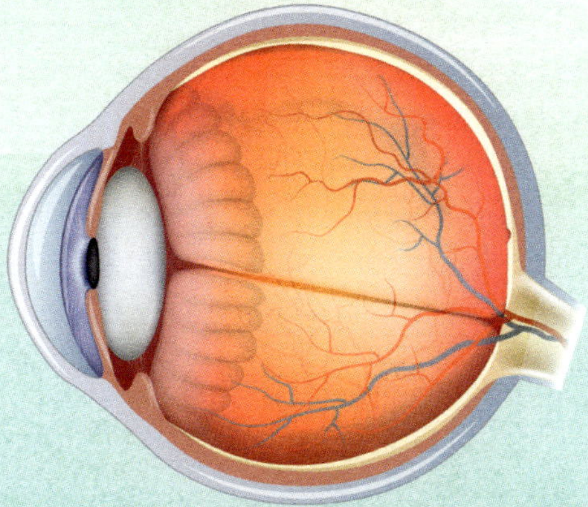

Das venöse System der Augen ist eng verbunden mit den Gesichtsvenen. Dadurch können Infektionen der oberen Gesichtshälfte leicht auf die Augen überspringen. Die Venen der Augenhöhle besitzen keine Klappen und verlaufen verzweigt. Die Hauptgefäße bilden die obere, die untere und die mittlere Augenvene.
Das Auge wird über das Blut mit Nährstoffen und Sauerstoff versorgt. Der Ziliarmuskel sowie die Netzhaut benötigen viele Nährstoffe, um das Licht, das ins Auge fällt, in einen elektrischen Impuls umzuwandeln.

Das Kammerwasser wird in den Fortsätzen des Ziliarmuskels produziert, verläuft dann von der hinteren Augenkammer durch die Pupille hindurch, zirkuliert in der vorderen Augenkammer und diffundiert schließlich über den Schlemm'schen Kanal in das venöse System des Auges. Das Kammerwasser hat eine ähnliche Zusammensetzung wie unser Blut, allerdings fehlen die roten Blutkörperchen – sonst würden wir auch alles durch einen roten Schleier sehen. Außerdem enthält es weniger Eiweiß. Das Kammerwasser ernährt die Augenlinse und die Hornhaut von hinten, die gefäßlos sind. Sonst sähen wir die Arterien

und Venen, weil sie den Lichteinfall störten. Dadurch, dass sie auf die Versorgung und den Abtransport von Schadstoffen von außen angewiesen sind, sind Augenlinse und Hornhaut auch für Veränderungen durch Fehlernährung besonders anfällig.
Es ist also wichtig, dass Blut und Lymphflüssigkeit, die für die Versorgung und die Entgiftung der Augen verantwortlich sind, frei von Schlacken und Giftstoffen bleiben. Auch ein Eisenmangel kann dazu führen, dass die Augen nicht mehr richtig versorgt werden.

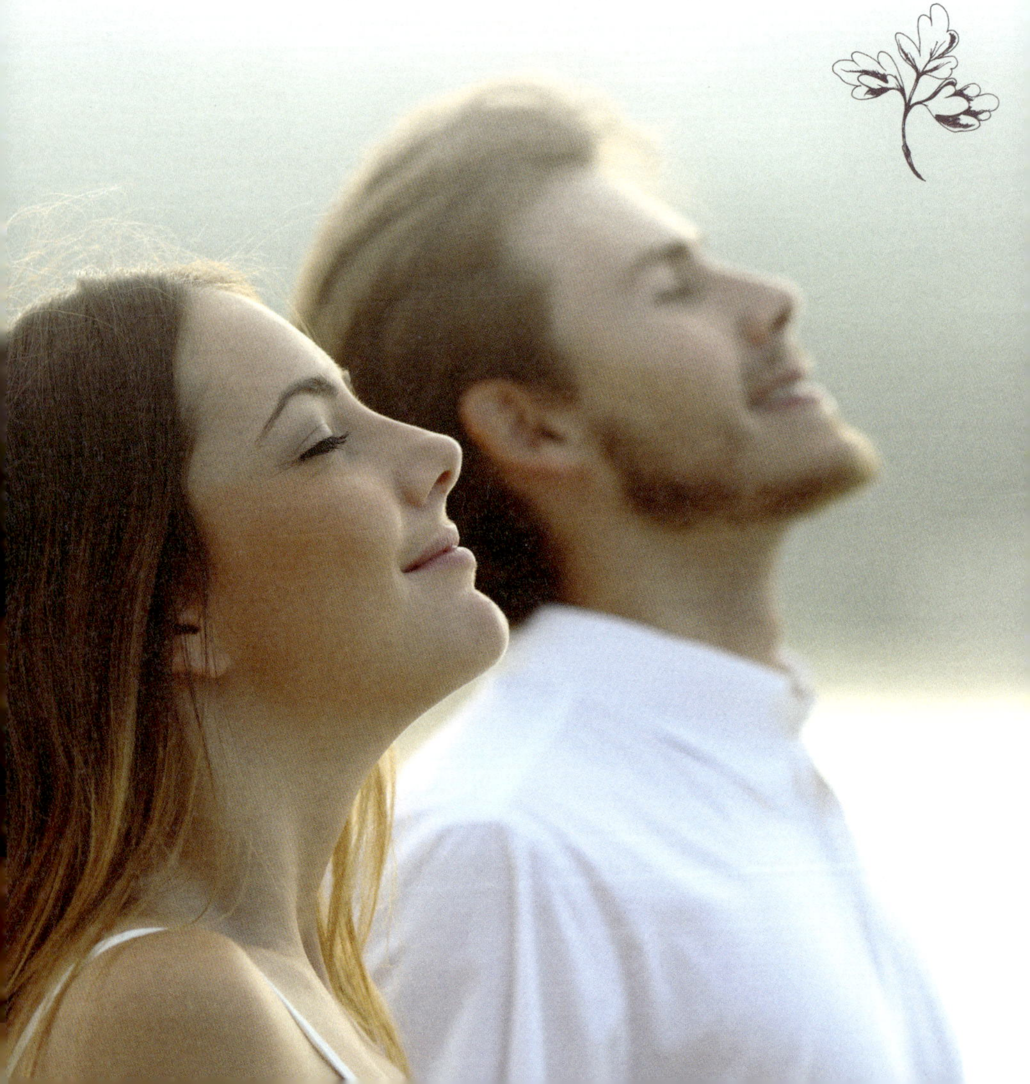

Das Fettgewebe zur Polsterung der Augen in der Augenhöhle

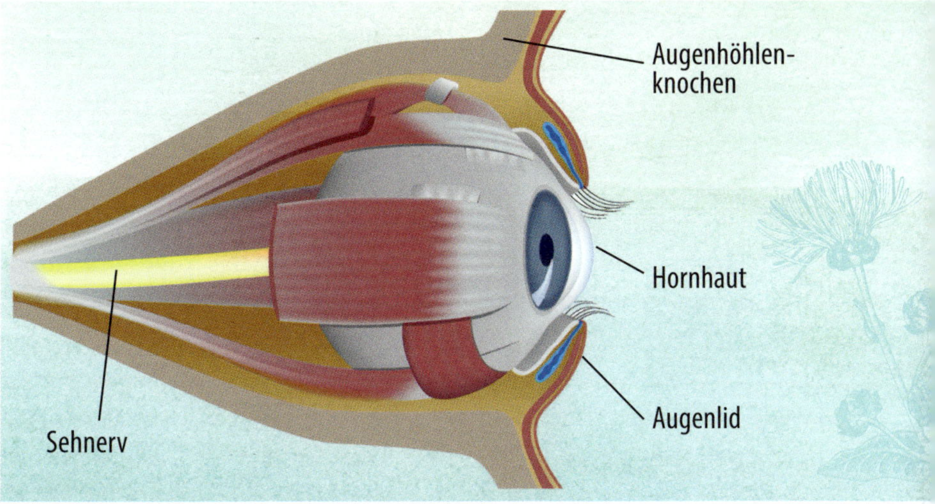

Unser Auge ist umgeben von einem lockeren Bindegewebe, das es stützt und schützt. Die komplette Augenhöhle ist mit Fettgewebe ausgekleidet. Über unsere Augen nehmen wir täglich Schadstoffe aus der Umwelt auf, die über den Tränenfilm aus dem Auge abtransportiert werden. Ist dies aufgrund trockener Augen oder zu hoher Schadstoffbelastung nicht vollständig möglich, werden sie weiter nach innen transportiert und sammeln sich im Fettpolster an. Auch im restlichen Körper werden so übermäßige Giftstoffe aus Umwelt, Medikamenten, Ernährung, Wasser, Luft und Kosmetika eingelagert. Wenn wir unseren Körper nicht regelmäßig entgiften, nehmen die Schadstoffe immer mehr zu. Hinzu kommt, dass das Fettgewebe bei zu saurer Ernährung seine Konsistenz verliert und zu einer Art Gelee wird. Zwischen dem Auge und dem Fettgewebe findet ein Stoffaustausch mittels Diffusion statt. Daher können sich die Giftstoffe bei Überbelastung auch im Auge selbst ansammeln, vor allem im Augenhintergrund, also Netzhaut und Aderhaut, aber

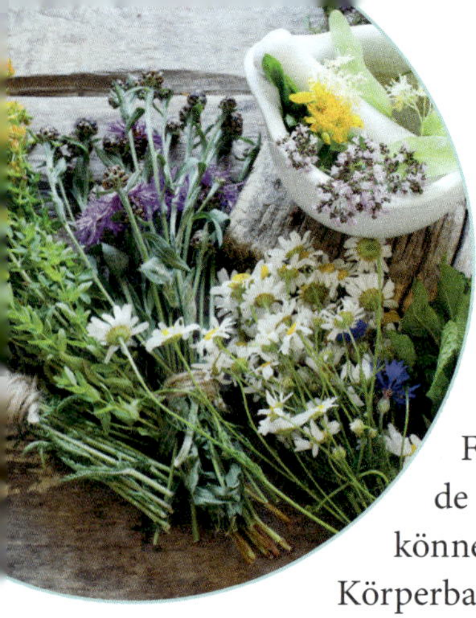

auch im Glaskörper. Diese Theorie geht auf Dr. Alfred Pischinger zurück, der herausfand, dass Organe erkranken, wenn das umgebende Fettgewebe mit Schadstoffen belastet ist.

Falsch angewendete Diäten oder stark ausleitende Radikalkuren mit Verzicht auf jegliches Fett können dazu beitragen, dass der Körper das wichtige Körperbaufett – wozu auch das Fettpolster, das die Augen umgibt, zählt – abbaut. Dann verliert auch das Auge zunehmend an Flüssigkeit, ebenso wie bei einer Übersäuerung.

Auch all die »Augenverschönerungsprodukte« von Lidschatten bis Kajal enthalten viele Giftstoffe. Wer schon einmal Leinöl auf die Augenlider gestrichen hat, weiß, dass das Öl durch die Augenlider hindurchwandert und auf dem Auge einen angenehmen Film verbreitet. Genau wie das Öl wandern auch die Inhaltstoffe von Augenkosmetika durch die Lider und verschmutzen unser Fettgewebe. Kein Wunder, dass dies sogar Fehlsichtigkeiten verursachen kann, denn die gelösten Schwermetalle können auch bewirken, dass die Augenlinse sich verfestigt oder der Glaskörper und das Kammerwasser den Brechungsindex erhöhen.

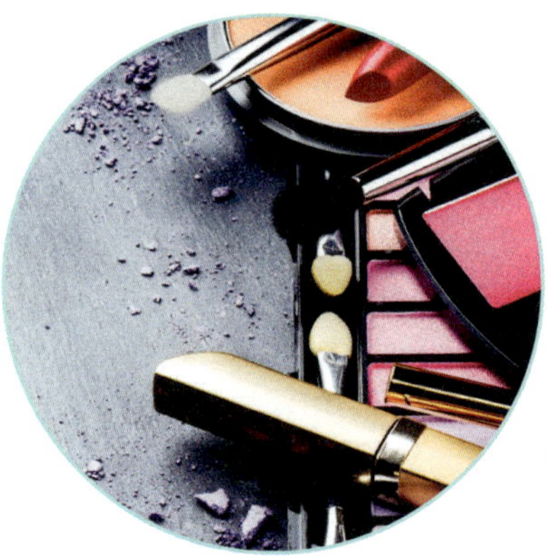

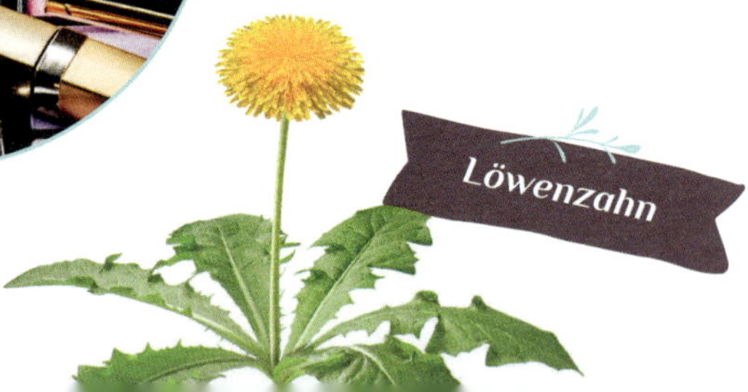

Reinigung der Augen

Genauso, wie wir täglich unsere Zähne putzen, können wir uns auch angewöhnen, Augenpflege zu betreiben. Die beste Möglichkeit dazu sind Augenbäder. Dafür erhalten Sie Augenbadewannen in der Apotheke aus Glas oder Plastik. In diesem Buch finden Sie einige Badeanwendungen mit Kräutern. Sie können das Augenbad aber auch mit isotonischer, also 0,9%iger Kochsalzlösung durchführen. Sie hat den gleichen pH-Wert wie der Tränenfilm und brennt daher nicht im Auge. Baden Sie Ihre Augen 15 – 20 Minuten.

Mit der kleinen Augenbadewanne kann dies unter Umständen etwas unangenehm sein, weil Sie den Kopf in den Nacken legen müssen. Vor Kurzem kam mir beim Schwimmen mit meiner Tochter die Idee, die kleinen Schwimmbrillen mit dem Augenbad zu befüllen und sich dann entspannt in einen Liegestuhl zu legen. Das habe ich auch gleich ausprobiert. Da ich nur Kokoswasser im Haus hatte, benutzte ich das für das Augenbad. Ich kann das nur empfehlen. Sie können sich getrost nach hinten lehnen, die Augen öffnen und ab und zu beim Baden bewegen. Dadurch gelangen die Verunreinigungen aus dem vorderen Augenabschnitt in das Badewasser. Kokoswasser besteht hauptsächlich aus Wasser, was unsere Augen befeuchtet, aber es enthält auch viele Vitamine, die für unsere Augen gut sind: Vitamin C, das die Elastizität der Augenlinse erhält, viele B-Vitamine, wovon Vitamin B2 wichtig bei Licht- und Blendempfindlichkeit ist, Folsäure, Calcium, Kalium, Natrium, Zink und Magnesium. Dennoch brennt das Kokoswasser nicht im Auge.

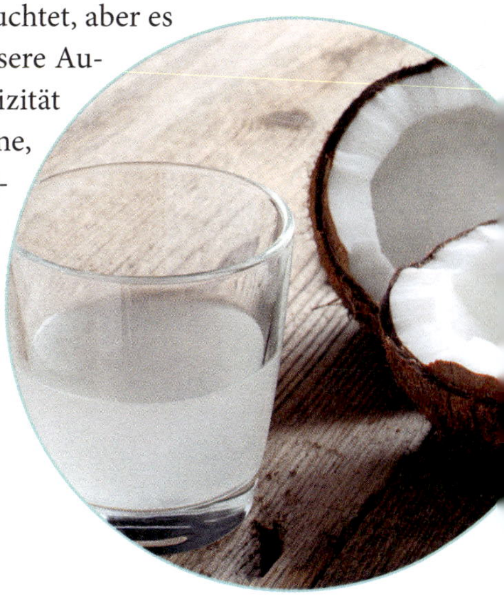

Gurkenscheiben und Quark für den Wasserhaushalt

Der Augenbereich benötigt viel Feuchtigkeit, um gesund zu bleiben. Ein Hausmittel, das viele kennen, ist, kalte Gurkenscheiben auf die geschlossenen Augenlider zu legen. Die Gurke enthält viel Flüssigkeit, die über die Augenlider die Augen und die komplette Region um die Augen herum feucht und gesund erhält. Gerade nach Computerarbeit kann dies sehr erholsam sein.

Auch Quark pflegt den Augenbereich. Er sollte einen hohen Fettanteil aufweisen. Tragen Sie ihn auf die Gesichtshaut auf, gibt er die Feuchtigkeit an die Augen und die äußere Augenregion ab. Man lässt ihn – wie auch die Gurkenscheiben – etwa 10 Minuten einwirken und wäscht ihn dann sanft ab.

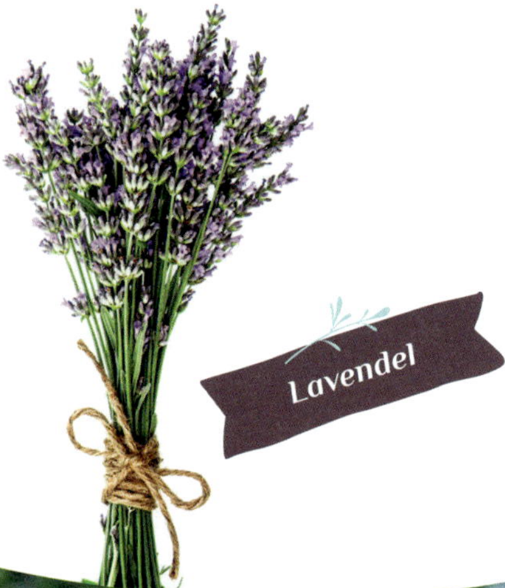

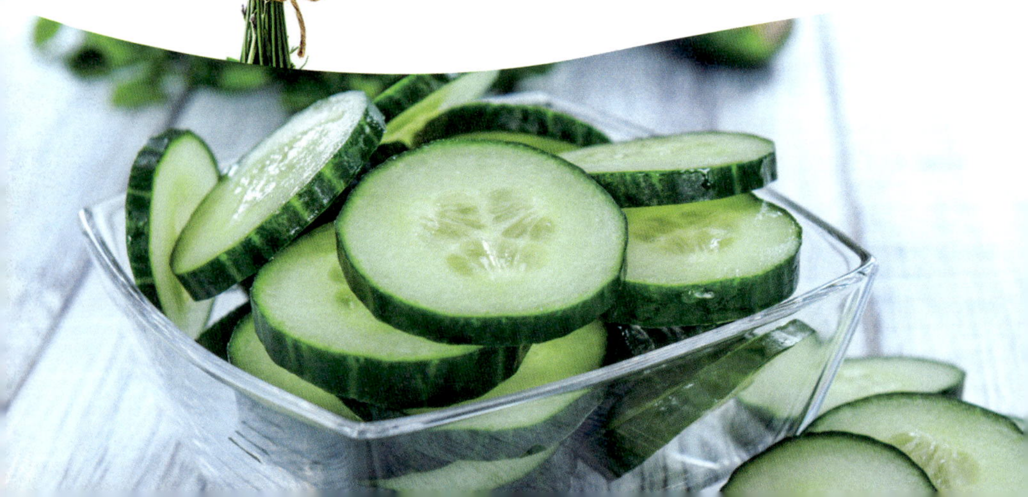

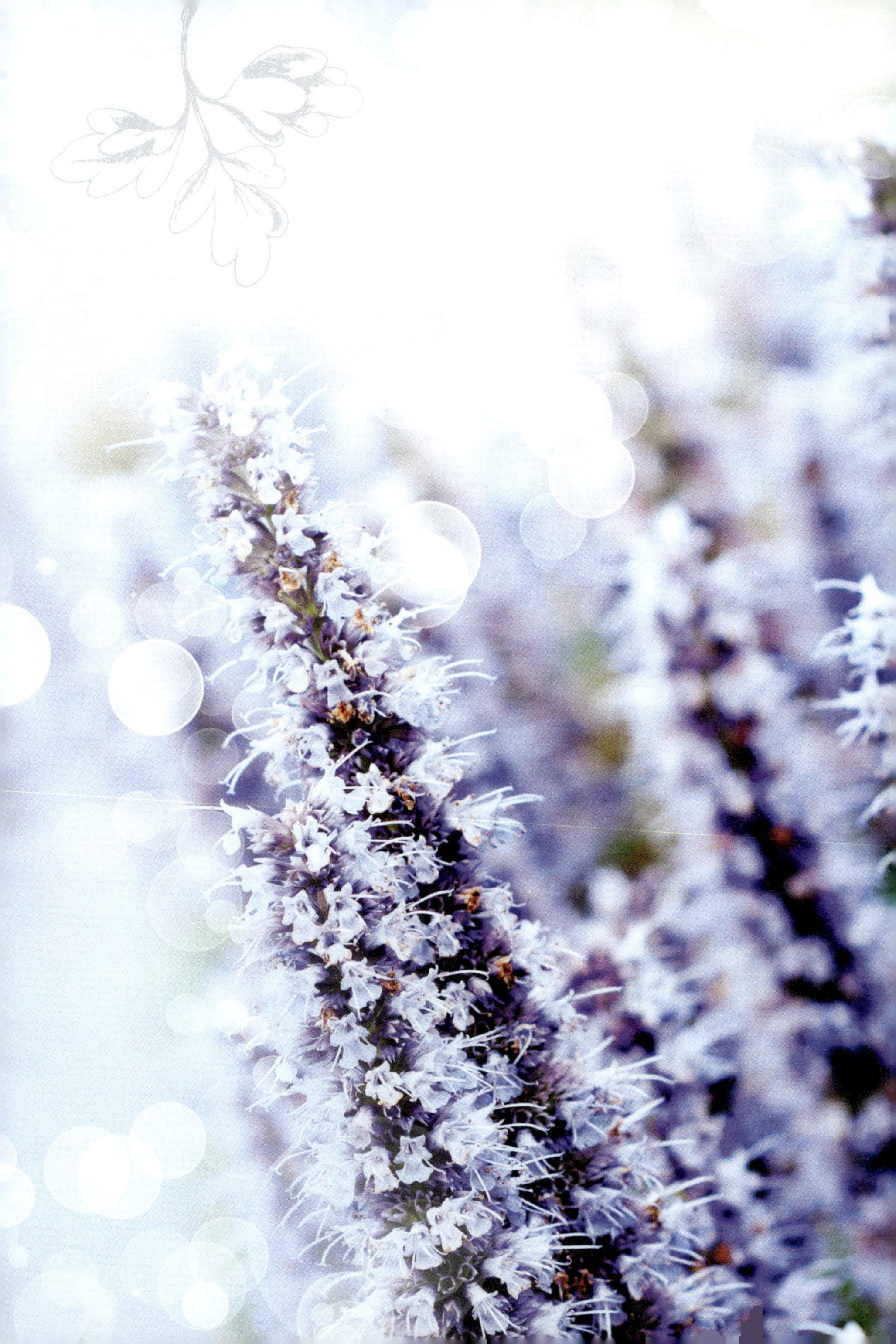

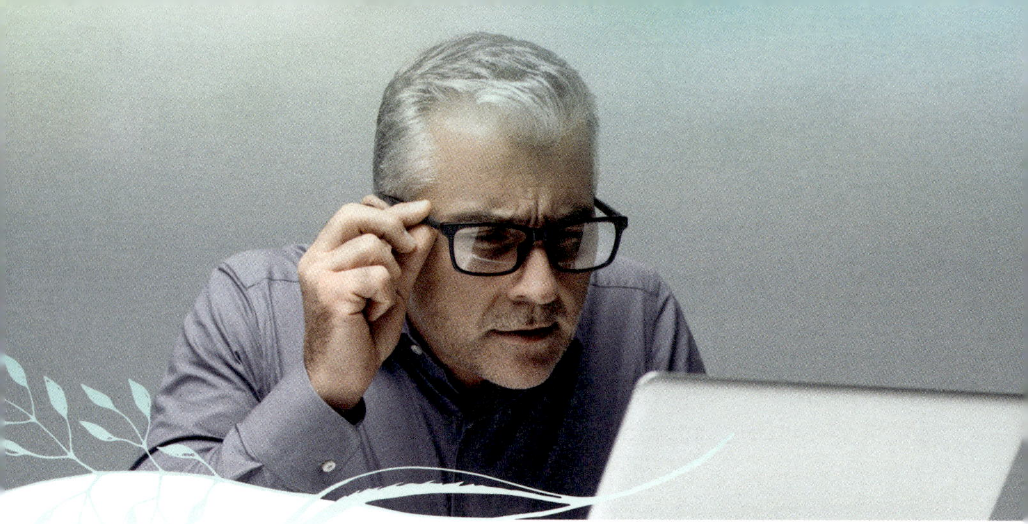

Fehlsichtigkeiten

Fehlsichtigkeiten zählen nicht zu den Augenerkrankungen. Sie kommen bei einem gesunden Auge zustande, wenn das Abbild dessen, was das Auge betrachtet, verschwommen wahrgenommen wird, weil das Bild nicht exakt auf der Netzhaut entsteht, sondern davor oder dahinter. Es kann auch vorkommen, dass die beiden Augen nicht zielgerichtet auf ein Objekt blicken und das Bild dadurch nicht scharf ist.

Kurzsichtigkeit (Myopie)

Bei einer Kurzsichtigkeit entsteht das Abbild eines Objektes, das sich weiter weg befindet, vor der Netzhaut. Dadurch werden entfernte Gegenstände, die Landschaft oder auch der Sternenhimmel verschwommen gesehen. Nahe Gegenstände können hingegen gut erkannt werden.

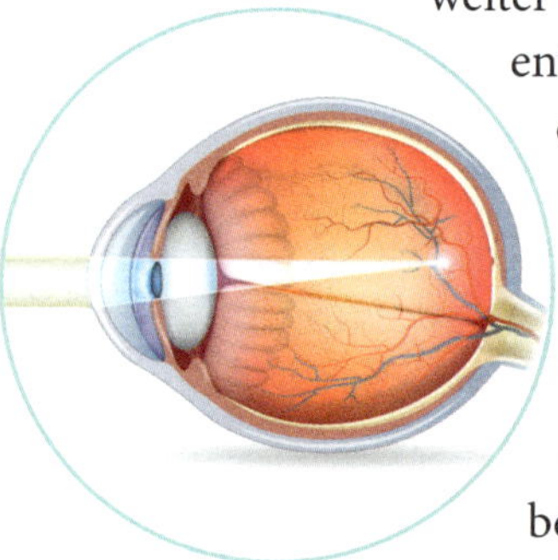

Üblicherweise werden Kurzsichtigen vom Augenarzt Brillen oder Kontaktlinsen verschrieben, wodurch sie sofort wieder klar sehen können. Ganzheitlich betrachtet ist das aber nur eine rasche

Symptomlinderung ohne Rücksicht auf die Ursachen, die zur Fehlsichtigkeit geführt haben.
Alternativ können Sie durch Training der Augenmuskulatur bewirken, dass sich die Muskelpartien um die Augen herum wieder lockern. Der Augapfel wurde durch eine Verkrampfung der äußeren Augenmuskulatur verformt. Auch eine Verspannung der inneren Augenmuskulatur kann eine Kurzsichtigkeit bewirken. Kann die Muskulatur gelockert werden, entspannt sich das Auge und kann seine ursprüngliche Form wieder einnehmen.

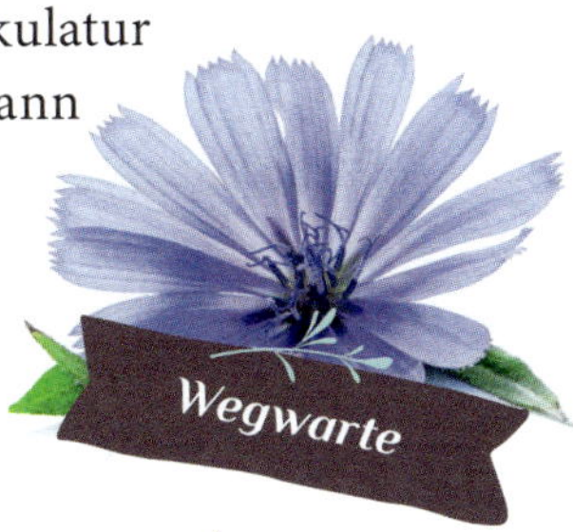

Heilkräuteranwendungen bei Kurzsichtigkeit:

Schöllkraut (S. 69) **Zinnkraut** (S. 70) **Löwenzahn** (S. 79) **Ehrenpreis** (S. 80) **Wegwarte** (S. 81) **Kalmus** (S. 81) **Labkraut** (S. 82) **Ringelblume** (S. 83) **Melisse** (S. 92) **Süßholz** (S. 88) **Muskat** (S. 89) **Lavendel** (S. 91) **Pfefferkraut** (S. 91) **Fenchel** (S. 93) **Weihrauch** (S. 95) **Gerste** (S. 99) **Ginster** (S. 99)

Weitsichtigkeit (Hyperopie)

Bei einer Weitsichtigkeit entsteht das Bild eines entfernten Objektes hinter der Netzhaut, weil das Licht zu schwach gebrochen wird. Durch Verformung der Augenlinse kann der Betroffene das Bild auf die Netzhaut bringen und scharf sehen. Geringe Weitsichtigkeiten können durch Akkommodation ausgeglichen werden. Bei einer starken Weitsichtigkeit dienen meist Brille oder Kontaktlinsen als optische Hilfsmittel. Doch auch hier können Sie durch Sehtraining Verbesserungen erzielen, wenn sowohl die äußere als auch die innere Augenmuskulatur trainiert werden.

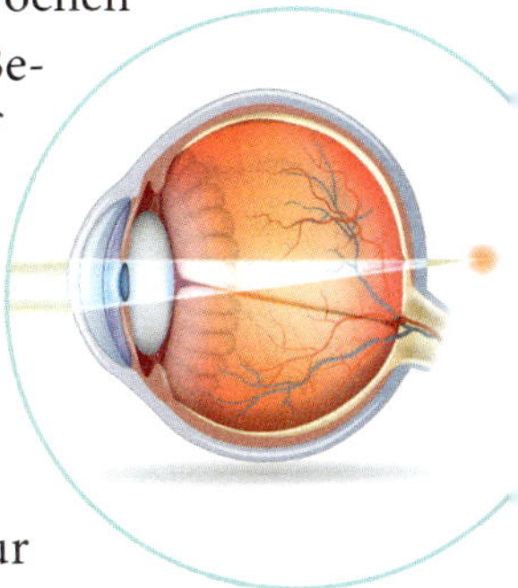

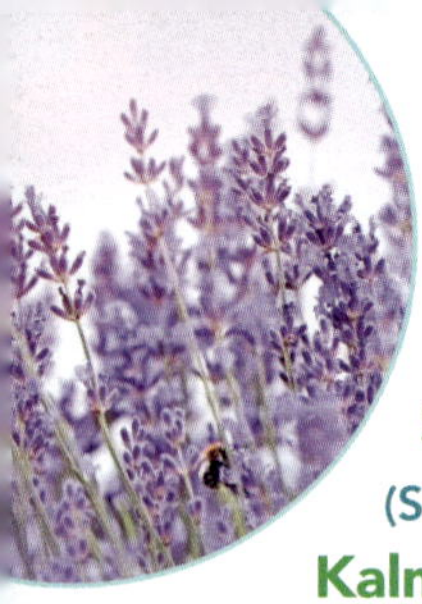

Heilkräuteranwendungen bei Weitsichtigkeit:

Schöllkraut (S. 69) **Zinnkraut** (S. 70) **Löwenzahn** (S. 79) **Ehrenpreis** (S. 80) **Wegwarte** (S. 81) **Kalmus** (S. 81) **Goldrute** (S. 82) **Ringelblume** (S. 83) **Muskat** (S. 89) **Lavendel** (S. 91) **Fenchel** (S. 93) **Weihrauch** (S. 95) **Gerste** (S. 99) **Ginster** (S. 99)

Hornhautverkrümmung (Astigmatismus)

Bei einer Hornhautverkrümmung ist die Hornhaut des Auges nicht kugelig geformt. Sie hat in zwei im rechten Winkel zueinander liegenden Querschnitten durch die Hornhaut unterschiedliche Krümmungsradien. Dadurch entsteht kein Brennpunkt, sondern zwei Brennlinien. Der Betroffene sieht Gegenstände verzerrt und manchmal auch doppelt. Klassische Abhilfe sind Brille und Kontaktlinsen. Alternativ kann die Hornhautverkrümmung durch Augentraining positiv beeinflusst werden.

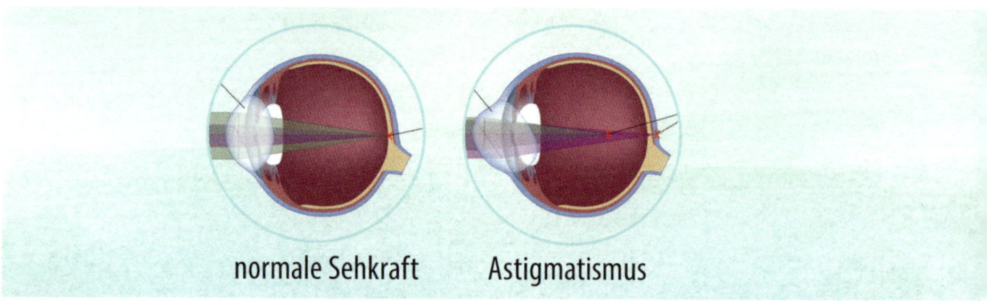

Heilkräuteranwendungen bei Hornhautverkrümmung:

Schöllkraut (S. 69) **Löwenzahn** (S. 79) **Ehrenpreis** (S. 80) **Kalmus** (S. 81) **Ringelblume** (S. 83) **Muskat** (S. 89) **Lavendel** (S. 91) **Weihrauch** (S. 95) **Gerste** (S. 99) **Ginster** (S. 99)

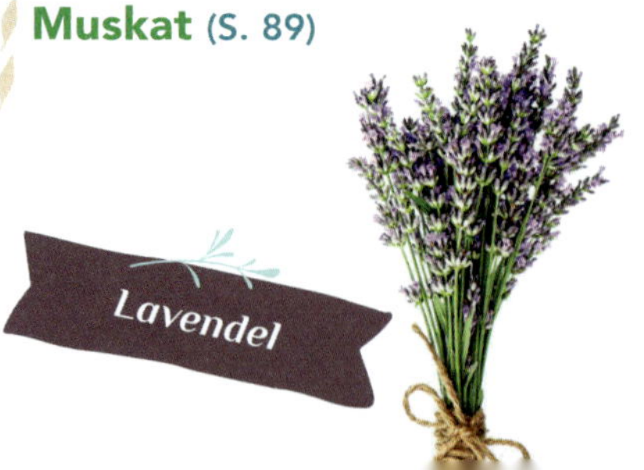

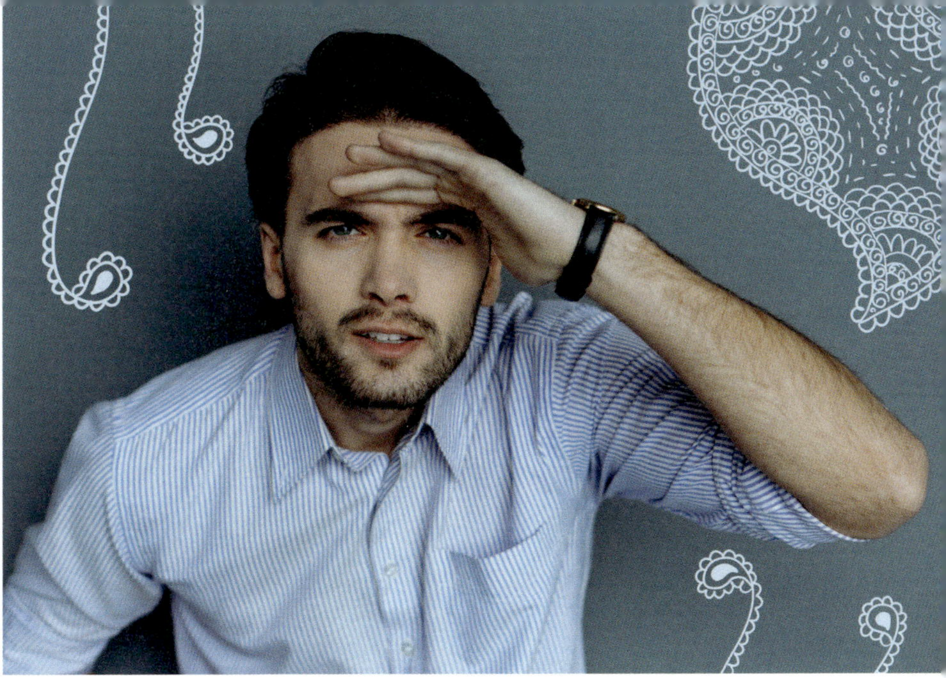

Schielen (Strabismus)

Beim Schielen weicht entweder ein Auge permanent oder weichen die beiden Augen abwechselnd von der Sehrichtung ab. Das Auge kann nach innen, nach außen, nach oben und nach unten verdreht sein. Auch ein Verrollen der Augen kommt vor. Eine schwächere Form des Schielens, die von außen nicht sichtbar ist und weniger Probleme verursacht, sind Phorien. Dabei ist die Abweichung so gering, dass der Betroffene sie durch sensorische und/oder motorische Kompensation ausgleichen kann. Der Betroffene sieht beim Schielen Doppelbilder – es sei denn, sein Gehirn unterdrückt das Bild eines Auges. Dadurch ist dann kein räumliches Sehen möglich. Schuldmedizinisch kann man den Muskel operieren, verkürzen oder woanders ansetzen. Auch Prismenbrillen werden verordnet. Alternativ hat sich das Augentraining gut bewährt. Auch die Bildverarbeitung im Gehirn lässt sich mit gezielten kinesiologischen Übungen trainieren.

Es gibt unterschiedliche Formen des Schielens:

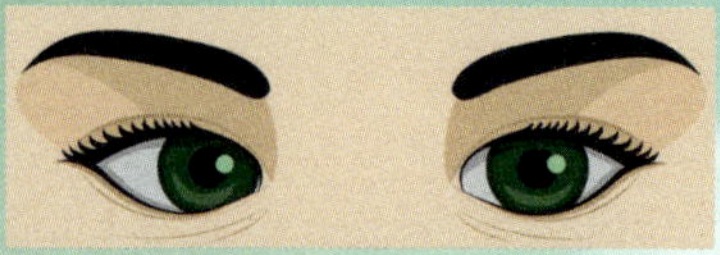

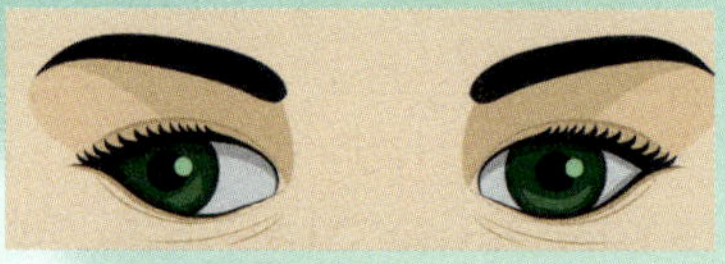

Esotropie/Esophorie:
Ein Auge weicht nach innen ab.

Exotropie/Exophorie:
Ein Auge weicht nach außen ab.

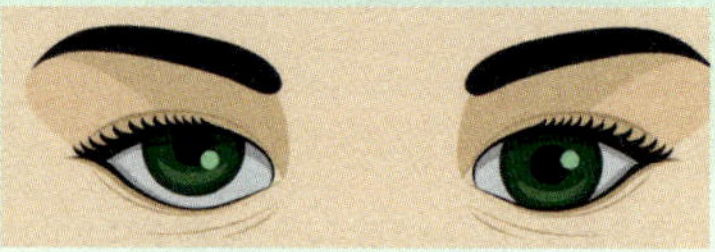

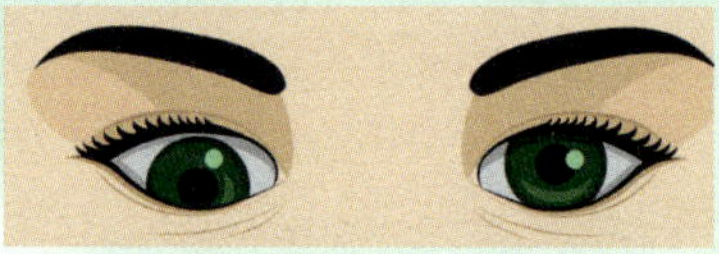

Hypertropie/Hyperphorie:
Ein Auge weicht nach oben ab.

Hypotropie/Hypophorie:
Ein Auge weicht nach unten ab.

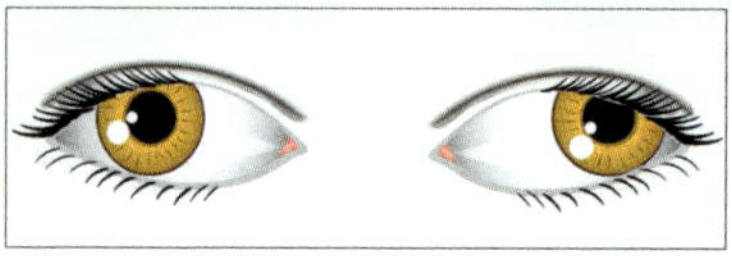

Zyklotropie/Zyklophorie:
Verrollen eines Auges.

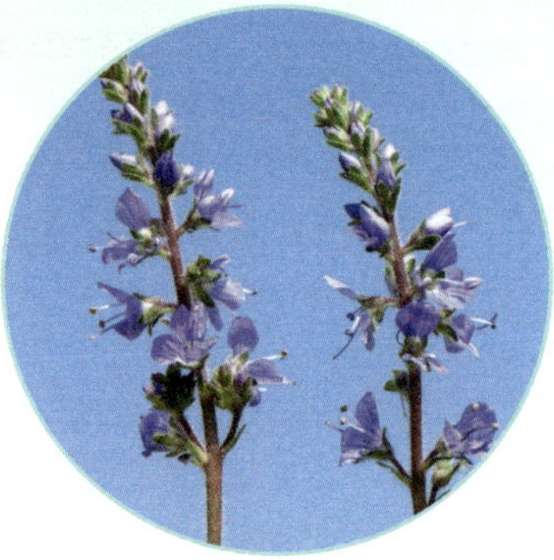

Heilkräuteranwendungen bei Schielen:

Zinnkraut (S. 70) **Löwenzahn** (S. 79) **Ehrenpreis** (S. 80) **Goldrute** (S. 82) **Muskat** (S. 89) **Lavendel** (S. 91) **Weihrauch** (S. 95) **Gerste** (S. 99) **Ginster** (S. 99)

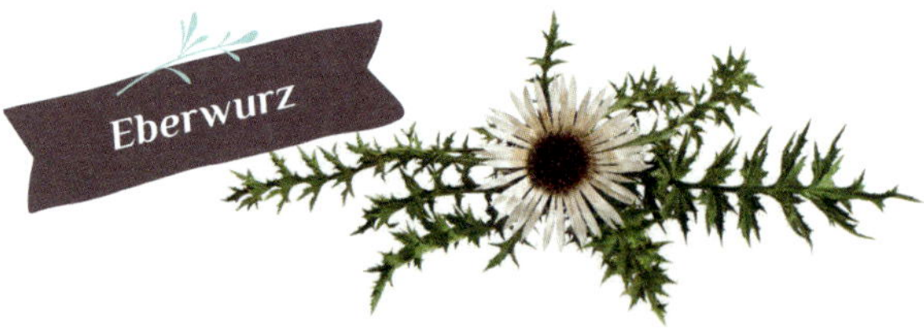

Amblyopie

Auch bei der Amblyopie handelt es sich eigentlich nicht um eine Augenerkrankung. Allerdings ist die Sehleistung eines oder beider Augen reduziert. Der Durchschnitt der Menschen hat eine Sehleistung von 100 %. Es gibt einige Menschen, die noch präziser wahrnehmen können, und andere sehen weniger deutlich. Von einer Amblyopie spricht man, wenn die Sehleistung eines Auges reduziert, dieses organisch aber völlig gesund ist. Häufig treten Amblyopien als Nebenerscheinungen von Schielfehlern oder von hohen Stärkenunterschieden von rechtem zu linkem Auge auf. Wird der Seheindruck eines Auges häufig oder dauerhaft unterdrückt, kann es dazu kommen, dass das Auge »verkümmert«. Schulmedizinisch versucht man, eine Amblyopie von klein auf zu vermeiden durch Abkleben und Förderung des »schwächeren« Auges. Aber auch im Erwachsenenalter kann man ein geschwächtes Auge auf diese Weise noch stärken.

Heilkräuteranwendungen bei Amblyopie:

Schwedenbitter (S. 60) **Schöllkraut** (S. 69) **Ehrenpreis** (S. 80) **Kalmus** (S. 81) **Ringelblume** (S. 83) **Muskat** (S. 89) **Lavendel** (S. 91) **Sellerie** (S. 93) **Weihrauch** (S. 95) **Gerste** (S. 99) **Ginster** (S. 99)

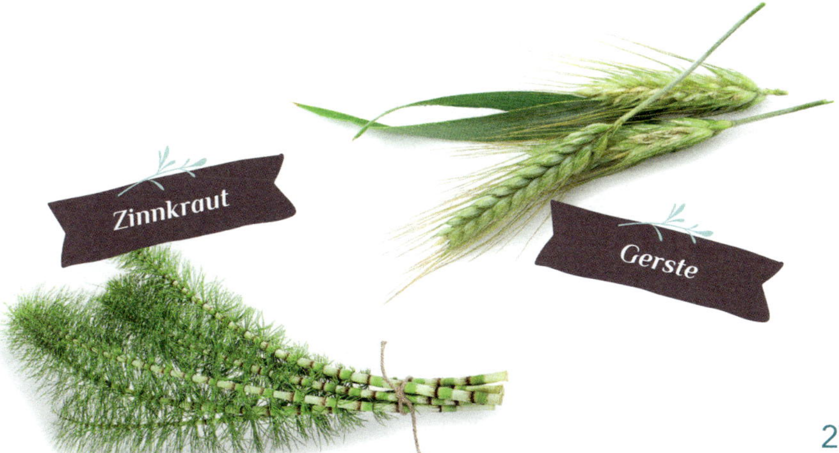

Altersweitsichtigkeit (Presbyopie)

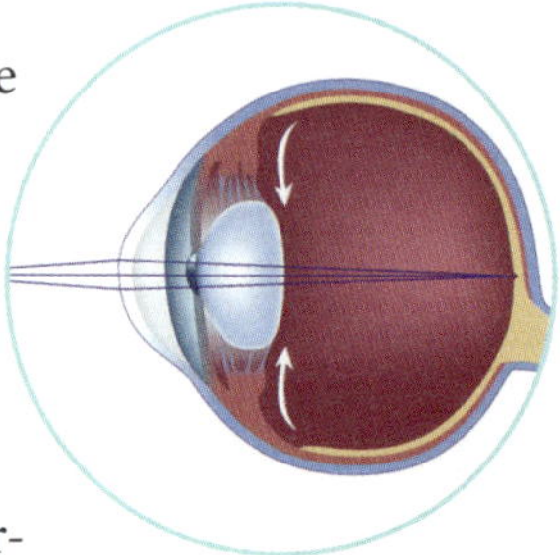

Mit zunehmender Lebenszeit verdichtet sich die Augenlinse und wird unelastischer. Dadurch kann sie sich nicht mehr so gut auf die unterschiedlichen Entfernungen einstellen, die Akkommodation ist eingeschränkt. Der Betroffene kann z. B. kleine Schrift nicht mehr richtig erkennen. Üblicherweise werden Lesebrillen oder Gleitsichtbrillen zur Kompensation getragen. Auch Augentraining, Augenakupunktur und natürlich die Kraft der Heilkräuter können helfen.

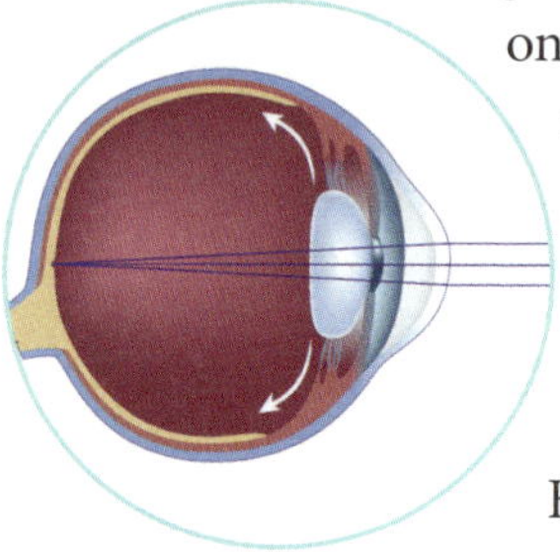

Heilkräuteranwendungen bei Altersweitsichtigkeit:

Schöllkraut (S. 69) **Spitzwegerich** (S. 72) **Malve** (S. 73) **Löwenzahn** (S. 79) **Ehrenpreis** (S. 80) **Waldmeister** (S. 81) **Wegwarte** (S. 81) **Kalmus** (S. 81) **Goldrute** (S. 82) **Labkraut** (S. 82) **Muskat** (S. 89) **Farn** (S. 91) **Weihrauch** (S. 95) **Lindenblätter** (S. 97) **Gerste** (S. 99) **Ginster** (S. 99)

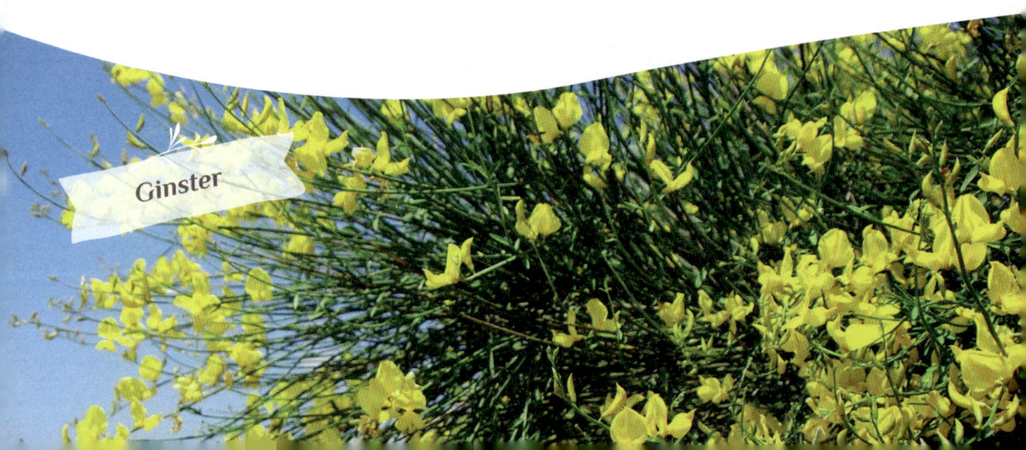

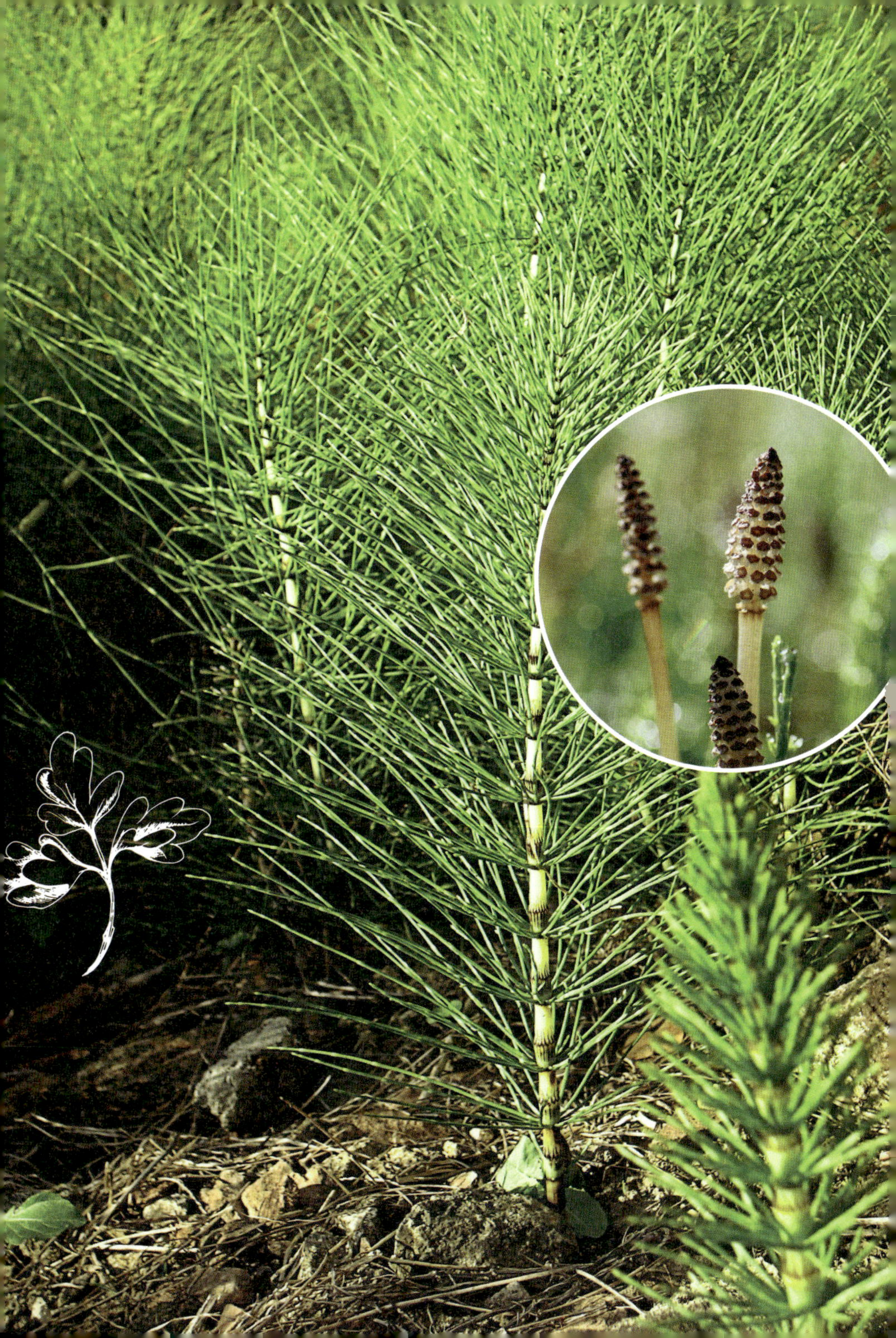

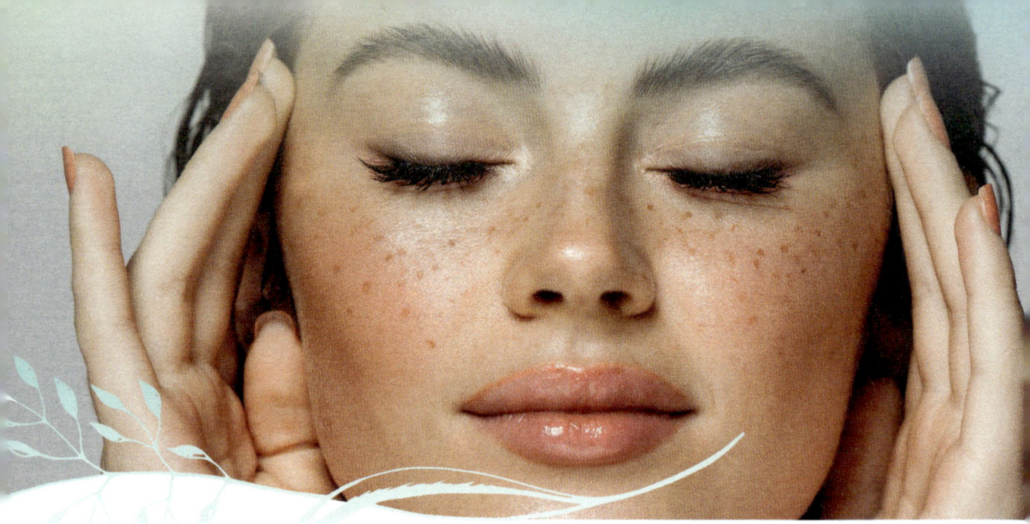

Augenerkrankungen

Altersbedingte Maculadegeneration

Als Macula, eigentlich Macula lutea (»gelber Fleck«), wird die zentrale, gelb gefärbte Stelle der Netzhaut bezeichnet, an der ein Objekt, das wir direkt anschauen, abgebildet wird. Die Stelle des schärfsten Sehens, die Fovea, befindet sich in der Mitte der Macula. Sie ist gekennzeichnet durch eine kleine Grube, in der sich nur Zapfen befinden, die hier besonders dicht stehen. An dieser Stelle haben wir also ein reines Farbensehen, denn hier gibt es keine Stäbchen, die für das Schwarz-weiß-Sehen zuständig sind. Da wir die Stelle des schärfsten Sehens im Alltag oft überlasten, ist sie anfällig für Veränderungen. Ursachen für diese sogenannte Maculadegeneration gibt es viele. Eine häufige ist eine mangelnde Nährstoffversorgung der Augen über lange Zeit, eine weitere die erhöhte Belastung der Augen durch künstliches Licht. Aber auch seelische Ursachen spielen eine große Rolle.

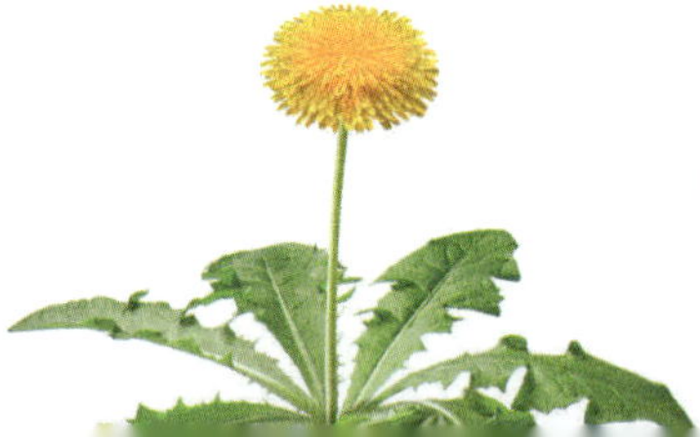

Es gibt zwei Formen der Maculadegeneration:

Die feuchte Maculadegeneration
Bei der feuchten Maculadegeneration verändern sich die Gefäße im zentralen Bereich der Netzhaut. Es kommt zu Flüssigkeitsansammlungen und Gefäßneubildungen. Durch diese Schwellungen ist der Untergrund der Netzhaut nicht mehr glatt, sondern hügelig. Infolgedessen werden gerade Linien wellig gesehen. Die feuchte Variante ist gefährlicher als die trockene, da die Gefäße bersten können und es dadurch zu einer Flüssigkeitsunterwanderung der Netzhaut kommt. Dies kann im schlimmsten Fall zur Erblindung führen. Eine ausgewogene, gesunde und vor allem basische Ernährung kann dem vorbeugen. Aber natürlich darf man auch die seelischen Aspekte nicht außer Acht lassen. Da das zentrale Sehen gestört ist, handelt es sich um ein zentrales Lebensthema, das nur schwer anzusehen ist.

Die trockene Maculadegeneration
Bei der trockenen Maculadegeneration sammeln sich feste Stoffe zwischen der Aderhaut und der Netzhaut an. Diese sogenannten Exsudate führen ebenfalls dazu, dass gerade Linien gebogen wahrgenommen werden. Im Prinzip handelt es sich um »Schlackenabfälle«, die sich in fester Form ansammeln und nicht abtransportiert werden. Dabei spielen die Ernährung, die Entgiftung und auch die seelischen Themen eine Rolle.

Wenn Sie eine Maculadegeneration haben, sollten Sie unbedingt die Ratschläge zur Stärkung der Milz beherzigen, denn diese hat einen großen Einfluss darauf.

Es gibt einen einfachen Test, um festzustellen, ob die Netzhaut intakt ist: den Amslertest.

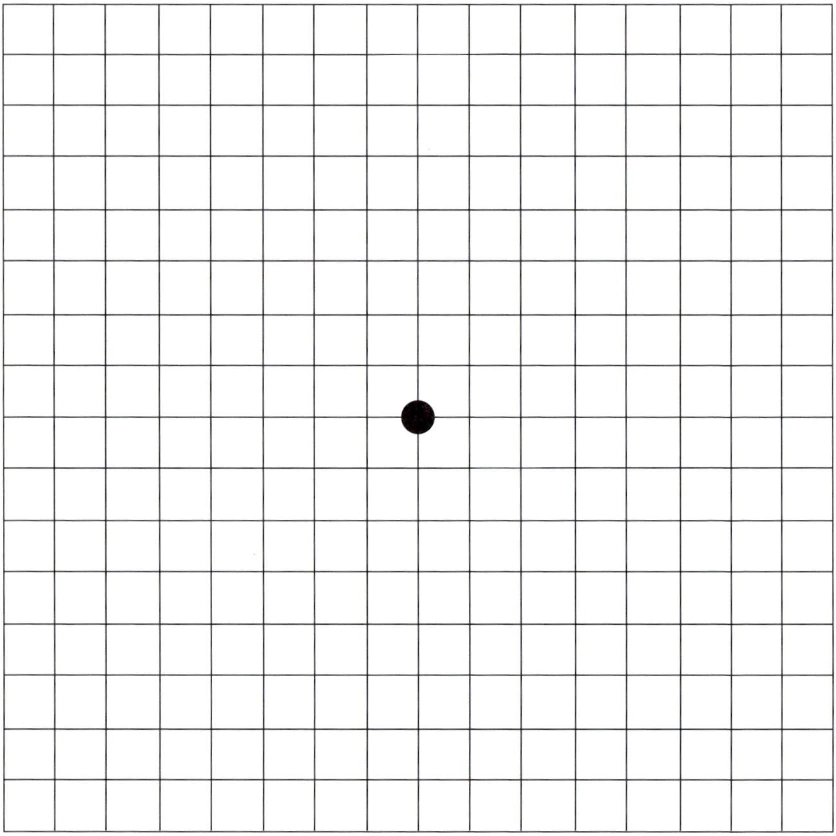

Halten Sie die Grafik in etwa 30 – 40 cm Leseabstand. Sollten Sie das Gitter in diesem Abstand nur verschwommen wahrnehmen können, dann dürfen Sie Ihre Lesebrille dabei aufsetzen. Bitte machen Sie den Test aber nicht mit einer Gleitsichtbrille oder einer Bildschirmarbeitsplatzbrille. Bedecken Sie ein Auge, und fixieren Sie den Punkt in der Mitte. Beobachten Sie die Linien. Sind sie gerade? Gibt es Stellen, an denen die Linien unterbrochen sind? Gibt es schwarze Flecke auf dem Gitter? Gibt es trübe oder graue Flecke?

Sollten Sie das Gitter verändert wahrnehmen, empfehle ich Ihnen, einen Augenarzt aufzusuchen, um das Auge von innen untersuchen zu lassen.

Sowohl vorbeugend als auch bei vorhandenen Schäden am Augenhintergrund ist es ratsam, die Ernährung umzustellen. Die Augen brauchen eine Reihe von Vitaminen, um gesund zu bleiben, und sollten damit regelmäßig versorgt werden. Dazu gehören nicht nur das bekannte Vitamin A, sondern auch eine ganze Reihe anderer Nährstoffe, z.B. Lutein und Zeaxanthin. Auch OPC schützt und repariert geschädigte Gefäße, ist also bei der feuchten Variante empfehlenswert. OPC ist die Kurzform von oligomere Proanthocyanidine. Dabei handelt es sich um ein sehr starkes Antioxidans, das geschädigte Gewebepartien regenerieren kann. Daher ist es auch bei Mouches volantes und grauem Star hilfreich. Es kommt in großen Mengen in Aroniabeeren und Traubenkernen vor. Trinken Sie täglich 1–2 Schnapsgläser Muttersaft von der Aroniabeere, oder streuen Sie Aroniabeerenpulver über Joghurt oder Müsli. Leider gibt es kaum noch Trauben mit Kernen, da diese bitter schmecken, doch gerade die Bitterstoffe sind gesund. Allerdings sollten Sie sie auch kauen, damit die Bitterstoffe vom Körper aufgenommen werden. Alternativ gibt es Traubenkernextrakt als Nahrungsergänzungsmittel. Ich rate jedoch davon ab, die Vitamine in Form von Smoothies zu konsumieren. Die Maculadegeneration geht mit einer Milzstörung einher. Die Milz braucht geregelte Mahlzeiten und warmes Essen. Wenn Sie das Organ stärken möchten, beginnen Sie den Tag am besten schon mit einem warmen, nährstoffreichen Frühstück. Zusätzlich sollten Sie auf Zucker und Weißmehl sowie Koffein verzichten.

Heilkräuteranwendungen bei Maculadegeneration:

Schwedenbitter (S. 60) **Schöllkraut** (S. 69) **Spitzwegerich** (S. 72) **Bärlauch** (S. 78) **Frauenmantel** (S. 77) **Löwenzahn** (S. 79) **Ehrenpreis** (S. 80) **Waldmeister** (S. 81) **Wegwarte** (S. 81) **Kalmus** (S. 81) **Labkraut** (S. 82) **Andorn** (S. 87) **Bertram** (S. 88) **Muskat** (S. 89) **Melisse** (S. 92) **Fenchel** (S. 93) **Raute** (S. 78) **Sellerie** (S. 93) **Weihrauch** (S. 95) **Lindenblätter** (S. 97) **Rebensaft** (S. 98) **Gerste** (S. 99) **Ginster** (S. 99)

Die Milz

Die Milz könnte man als den »Mülleimer« unseres Körpers bezeichnen. Sie gehört zum Lymphsystem und hat folgende Aufgaben:

- **Vermehrung der Lymphozyten**
- **Abwehr körperfremder Stoffe**
- **Speicherort für Monozyten**
- **Aussonderung überalterter roter Blutkörperchen**
- **(manchmal) Bildung roter Blutkörperchen**
- **Beeinflussung von Muskel- und Bindegewebe**

Eine Milzschwäche kann sich darin äußern, dass der Betroffene zu Bindegewebsschwäche neigt. Ist die Milz belastet, hat der Betroffene Heißhunger auf Süßes, obwohl dieses der Milz schadet – genauso wie kaltes und unregelmäßiges Essen. Sie können die Milz stärken, indem Sie dreimal am Tag zu geregelten Zeiten warm und vitaminreich essen, auf Rohkost, Süßes, Weißmehl sowie Milch und Milchprodukte verzichten.
Von Rohkost ist natürlich nicht grundsätzlich abzuraten. Um die Milz zu stärken, ist jedoch warmes Essen geeignet. Falls Sie Rohköstler sind, erwärmen Sie Ihr Essen zumindest auf 40° Celsius.

Heilkräuteranwendungen zur Stärkung der Milz:

Löwenzahn (S. 79) **Ehrenpreis** (S. 80)
Wegwarte (S. 81) **Kalmus** (S. 81)
Labkraut (S. 82) **Melisse** (S. 92)

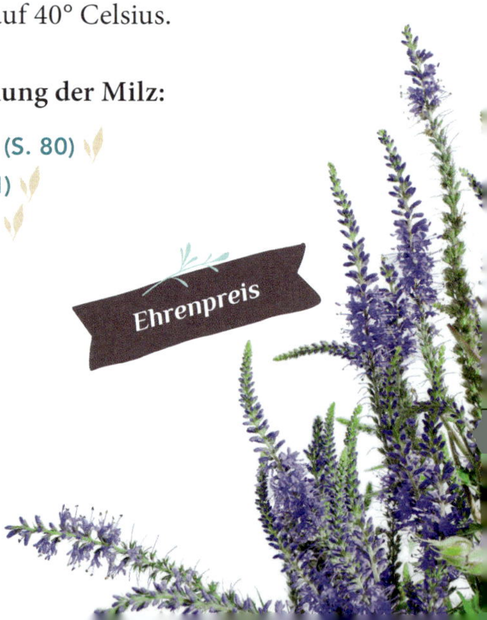

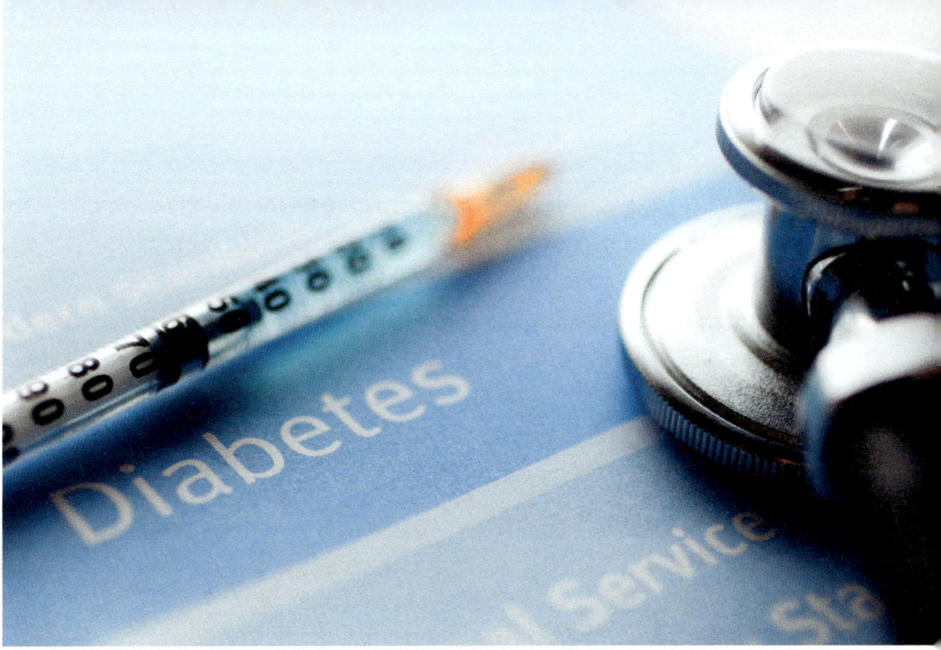

Veränderungen am Auge durch Diabetes

Infolge einer Grunderkrankung mit Diabetes können die Augen geschädigt werden. Es können dadurch unterschiedliche Augenerkrankungen entstehen:

- **diabetische Retinopathie**
- **grauer Star/Katarakt**
- **grüner Star/Glaukom**

Der graue und der grüne Star können auch andere Ursachen haben, es handelt sich nicht ausschließlich um Folgeerkrankungen des Diabetes. Doch es ist wichtig zu wissen, dass Diabetes dahinterstecken kann.
Bei der diabetischen Retinopathie handelt es sich um eine Veränderung des Augenhintergrundes, also der Netzhaut bzw. der Aderhaut. Durch die erhöhte Zuckerkonzentration im Blut verändern sich die Gefäße der Aderhaut, werden geschädigt, und es kommt zu Gefäßneubildungen und Rissen. Durch die veränderte Versorgung funktionieren die Stäbchen und Zapfen der Netzhaut nicht mehr richtig, es kann zu Gesichtsfeldausfällen bis hin zur Erblindung kommen.

Die erhöhte Zuckerkonzentration im Kammerwasser kann auch dazu führen, dass die Augenlinse Wasser verliert und sich eintrübt – es kommt zum grauen Star.
Ebenso kann sie dazu führen, dass sich zu viel Wasser im Auge ansammelt und nicht mehr ablaufen kann. Dadurch erhöht sich der Druck im Auge, und es entsteht ein grüner Star.

Heilkräuteranwendungen bei Veränderungen am Auge durch Diabetes:

Löwenzahn (S. 79) **Schwedenbitter** (S. 60) **Wegwarte** (S. 81) **Kalmus** (S. 81) **Labkraut** (S. 82) **Raute** (S. 78) **Weihrauch** (S. 81) **Gerste** (S. 99)

Bei Folgeerkrankungen, die aus einem Diabetes resultieren, sehen Sie zusätzlich unter der entsprechenden Augenerkrankung nach.

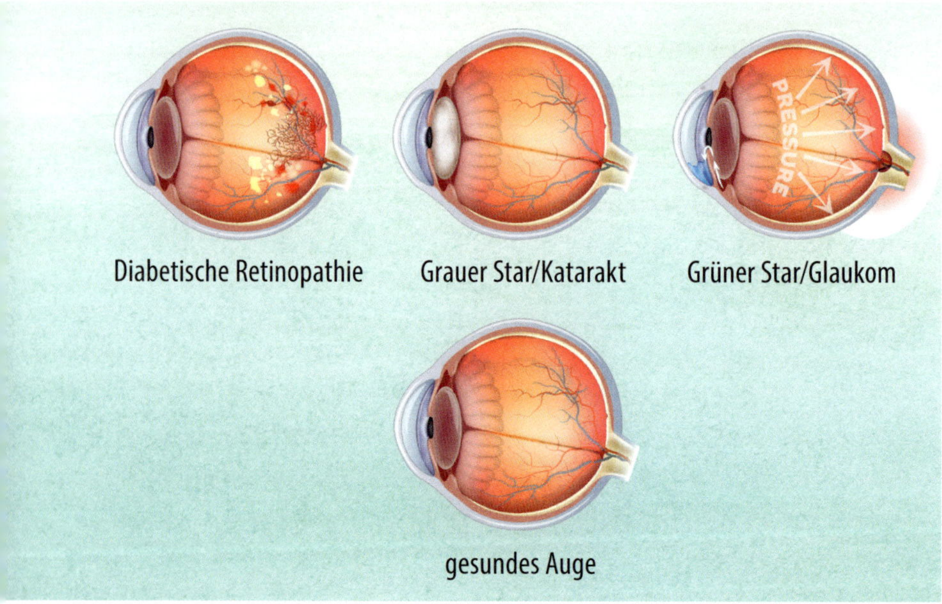

Entzündungen am und im Auge

Entzündung der mittleren Augenhaut (Uveitis)

Die mittlere Augenhaut besteht aus der Regenbogenhaut (Iris), dem Ziliarkörper und der Aderhaut. Die einzelnen Bereiche können sich unabhängig voneinander oder auch gemeinsam entzünden, was man mit dem Überbegriff »Uveitis« bezeichnet. Auch Entzündungen der Netzhaut zählen dazu. Diese Entzündungen können sowohl einen akuten als auch chronischen Verlauf haben. Sind die Iris und der Ziliarkörper betroffen, äußert sich das durch dumpfe Schmerzen am Auge oder im Augenbereich sowie durch Sehverschlechterung, Lichtscheu, Rötung der Bindehaut und vermehrten Tränenfluss. Eine Entzündung der Aderhaut ist dagegen schmerzlos, der Betroffene sieht aber schlechter oder verschwommen. Durch narbige Abheilung kann es bei Aderhautentzündungen zu fleckigen Gesichtsfeldausfällen kommen. Wenn diese Gesichtsfeldausfälle das Zentrum der Netzhaut betreffen, verschlechtert sich das Sehen massiv.

Eine Uveitis ist oft nur eine »Begleiterkrankung« und hängt mit einer Infektionskrankheit zusammen. Daher sollte sie immer ärztlich abgeklärt werden. Auch Menschen mit Rheuma können zu einer Entzündung der mittleren Augenhaut neigen.

Heilkräuteranwendungen bei Uveitis:

Schwedenbitter (S. 60) **Kamille** (S. 72) **Frauenmantel** (S. 77) **Wegwarte** (S. 81) **Ingwer** (S. 86) **Ysop** (S. 86) **Salbei** (S. 87) **Andorn** (S. 87) **Kirschbaumharz** (S. 96) **Gerste** (S. 99)

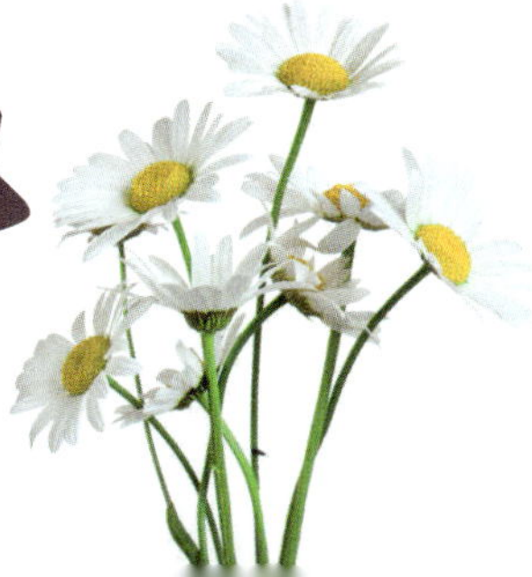

Kamille

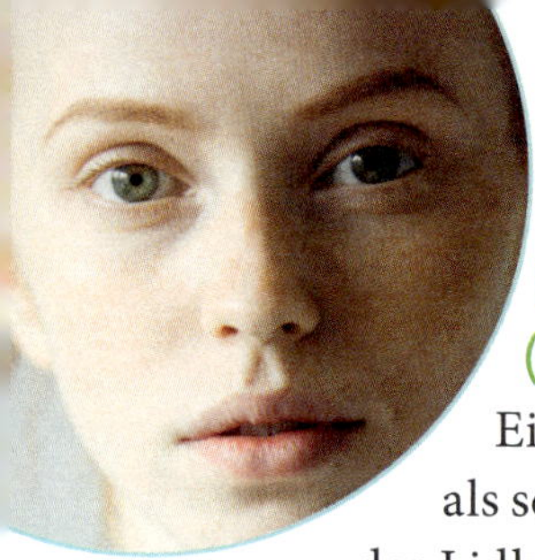

Entzündungen der Augenlider (Blepharitis, Hordeolum, Chalazion)

Eine häufige Erkrankung, die relativ harmlos ist, aber als sehr unangenehm empfunden wird, ist die Entzündung der Lidkante. Solch eine Entzündung kann chronisch werden, wenn sie länger als 3 Monate andauert. Oft führen seelische Ursachen dazu. Physisch entsteht die Entzündung durch überschüssige Talgproduktion an den Wimpern oder durch Bakterien. Auch eine chronische Verstopfung der Meibom'schen Drüsen an der hinteren Lidkante kann eine Lidrandentzündung verursachen. Eine Störung der Produktion des Tränenfilms ist die Folge, der dann nicht mehr so gut an der wasserabweisenden Hornhaut anhaften kann oder schneller verdunstet. Dies führt dazu, dass die Augen trocken werden. Hilfreich sind Augenbäder mit Kräutern, Augenkompressen, Dampfbäder, Augenwaschungen mit Kräutern und Augenmassagen zur mechanischen Aktivierung der Drüsen.

Heilkräuteranwendungen bei Blepharitis:

Augentrost (S. 74) **Kamille** (S. 72) **Frauenmantel** (S. 77) **Wegwarte** (S. 81) **Salbei** (S. 87) **Andorn** (S. 87)

Im Unterschied zur chronischen Lidrandentzündung entsteht bei einer akuten Infektion der Liddrüsen eine schmerzhafte Schwellung. Diese wird als Gerstenkorn oder Hordeolum bezeichnet.

Heilkräuteranwendungen bei Hodeolum (Gerstenkorn):

Augentrost (S. 74) **Kamille** (S. 72) **Frauenmantel** (S. 77) **Wegwarte** (S. 81) **Salbei** (S. 87) **Andorn** (S. 87)

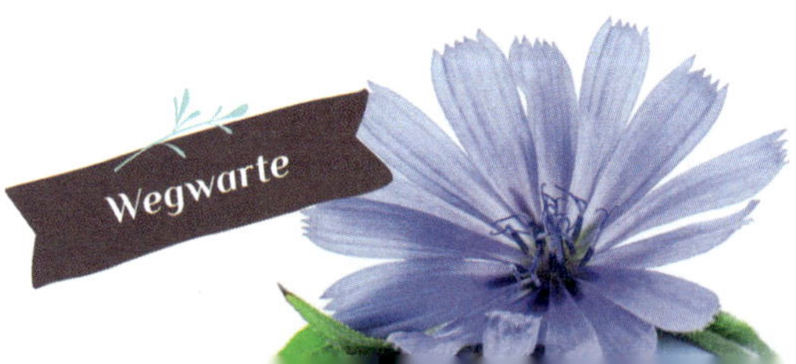

Außerdem gibt es das sogenannte Hagelkorn oder Chalazion. Es sieht dem Gerstenkorn ähnlich, wächst aber langsam und tut nicht weh. Physisch entsteht es aus chronisch entzündetem Gewebe, das sich aber auch akut entzünden kann. Wenn das Hagelkorn akut wird, schwillt es an und rötet sich.

Heilkräuteranwendungen bei Chalazion (Hagelkorn):

Augentrost (S. 74) **Kamille** (S. 72) **Frauenmantel** (S. 77) **Wegwarte** (S. 81) **Salbei** (S. 87) **Andorn** (S. 87)

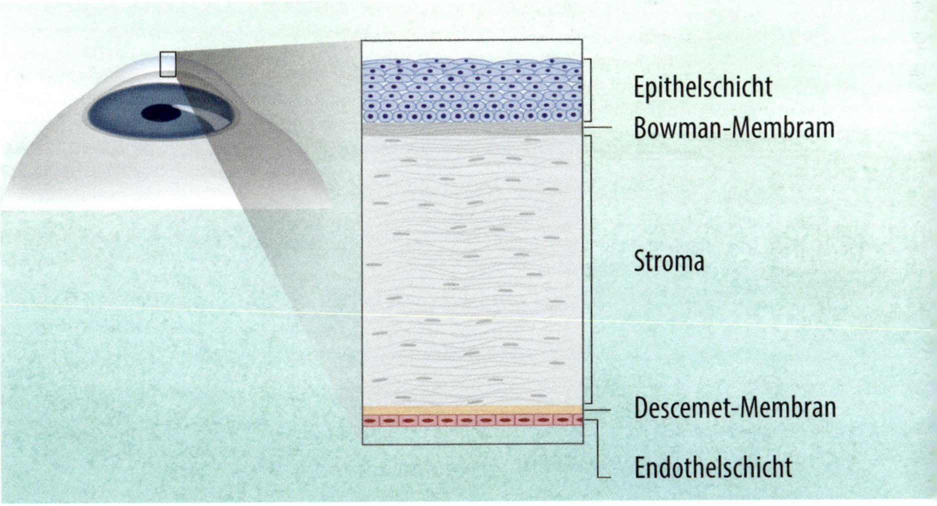

Hornhautentzündung (Keratitis)

Unsere Hornhaut besteht aus unterschiedlichen Schichten. Die oberste Schicht, die Epithelschicht, kann sich bei Schäden sehr rasch erholen, sodass bei einem gesunden Auge dadurch kaum Schäden entstehen. Je tiefer die betroffene Stelle liegt, desto schwieriger ist die Regeneration.

Kleinere, oberflächliche Epitheldefekte entstehen schon durch Reibung der Augen oder durch eine schlechte Befeuchtung der Augenoberfläche. Auch kleine Fremdkörper können eine Schädigung bewirken.

Bei aggressiveren Formen der Keratitis können tiefere Schäden an der Hornhaut entstehen, was zum Glück aber selten vorkommt. Schafft es ein Keim, in die tieferen Schichten der Hornhaut vorzudringen, kann dies zu schweren Schäden führen, wenn ein Loch in der Hornhaut entsteht. Dadurch kann Kammerwasser aus der vorderen Augenkammer aus dem Auge fließen. Eine weitere Ausbreitung der Erreger im Augeninneren ist sehr gefährlich. Je nach Erkrankungsursache verläuft die Entzündung unterschiedlich schnell und sollte in jedem Fall sofort durch einen Augenarzt untersucht und behandelt werden. Folgende Anzeichen weisen auf eine Hornhautentzündung hin: Fremdkörpergefühl, Bindehautrötung, Augentränen, starke Schmerzen, Lichtscheu, verschwommenes Sehen, eitriges Sekret.
Kräuteranwendungen sollten Sie in diesem Fall nur nach Absprache mit dem Augenarzt einsetzen.

Heilkräuteranwendungen bei Keratitis (Hornhautentzündung):

Kamille (S. 72) **Wegwarte** (S. 81) **Ingwer** (S. 86)
Ysop (S. 86) **Salbei** (S. 87) **Andorn** (S. 87)
Kirschbaumharz (S. 96) **Augentrost** (S. 74)

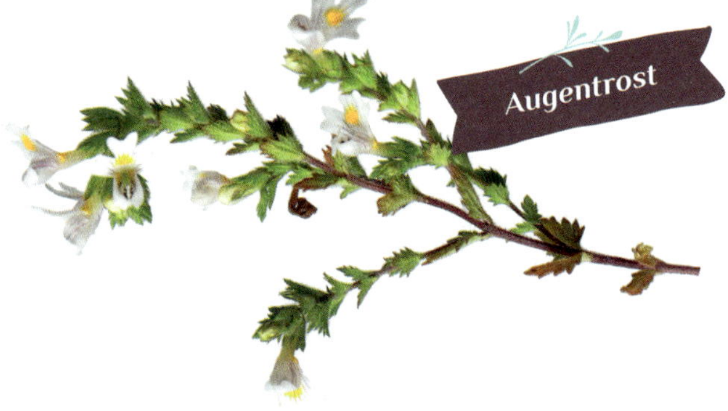

Sehnervenentzündung

Eine Entzündung des Sehnervs kann unterschiedliche Ursachen haben, z. B. im Zusammenhang mit Multipler Sklerose auftreten. Bei einem typischen Verlauf verschlechtert sich das Sehvermögen auf einem Auge über Stunden bis wenige Tage hinweg. Der Betroffene sieht mit dem Auge nicht mehr scharf oder nimmt Gesichtsfeldausfälle wahr. In der Regel ist eine Entzündung des Sehnervs verbunden mit Sehproblemen und Schmerzen bei Augenbewegungen. Deshalb sollten Sie in diesem Fall keine anstrengenden Augenübungen durchführen. Auch leichter Druck auf den Augapfel kann schmerzen. Innerhalb von einigen Wochen bessern sich die Symptome wieder. Ab und an bleiben Beeinträchtigungen der Kontrastempfindlichkeit, des Farbsehens oder des räumlichen Sehens zurück. Dann können Augenübungen helfen. In jedem Fall sollten auch die seelischen Ursachen erforscht werden. Es ist wichtig, diese nicht außer Acht zu lassen, weil die Entzündung sonst wieder auftritt. In wenigen Fällen kommt es zu einer chronischen Entzündung mit einem langsam fortschreitenden Verlust der Sehfähigkeit.

Wichtig: Sehstörungen oder Augenschmerzen können zahlreiche Ursachen haben, denn unser Sehprozess ist sehr komplex. In jedem Fall sollten Sie bei plötzlich auftretenden Schmerzen, Gesichtsfeldausfällen oder sonstigen Augenproblemen einen Augenarzt aufsuchen, um eine Diagnose zu erhalten.

Heilkräuteranwendungen bei Sehnervenentzündung:

Schwedenbitter (S. 60) **Kamille** (S. 72) **Frauenmantel** (S. 77) **Wegwarte** (S. 81) **Salbei** (S. 87) **Andorn** (S. 87) **Gerste** (S. 99)

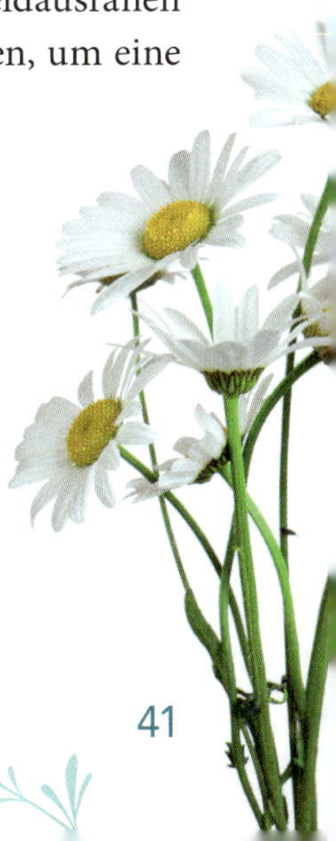

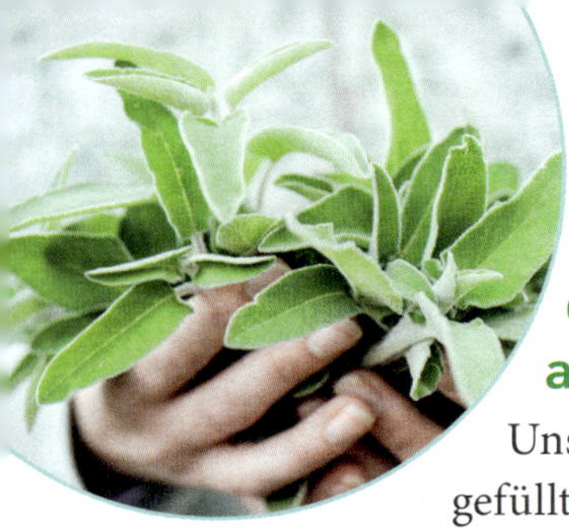

Veränderungen am Glaskörper: Glaskörpertrübungen, Glaskörperabhebung

Unser Augapfel ist mit einer gelartigen Masse angefüllt, dem sogenannten Glaskörper. Dieser bettet die Augenlinse ein und füllt den hinteren Bereich aus. Er gehört zu den lichtbrechenden Medien und ist im gesunden Zustand durchsichtig. Zu 98 % besteht er aus Wasser sowie aus gleichmäßig darin verteilten Eiweißpartikeln und feinen Bindegewebsfasern. Die ihn umgebende Glaskörpergrenzmembran ist extrem fein und liegt hinten an der Augenlinse und seitlich an der Netzhaut an. Der Glaskörper ist nur an wenigen Stellen mit der Netzhaut verbunden: im Bereich der Netzhautmitte, am Sehnervenaustritt und an der äußersten Netzhautperipherie, der sogenannten gezackten Linie (Ora serrata).

Der Glaskörper kann unterschiedlichen degenerativen Prozessen unterliegen. Die leichteste Form sind kleine bewegliche Trübungen, die vor dem Auge umherzufliegen scheinen. Sie werden als »fliegende Mücken« bezeichnet, französisch »Mouches volantes«. Sie können sie erkennen, wenn Sie in einem hellen Raum auf eine weiße Fläche schauen. Nehmen Sie kleine Pünktchen, Fäden oder andere schwarze, graue oder schlierige Gebilde wahr, die umherschweben, befinden sich diese vermutlich im Glaskörper.

Im Lauf des Lebens kann es zu einer Umstrukturierung der Glaskörpersubstanz und einer Schrumpfung des Glaskörpers kommen. Dabei werden diese Strukturen plötzlich für das eigene Auge sichtbar.

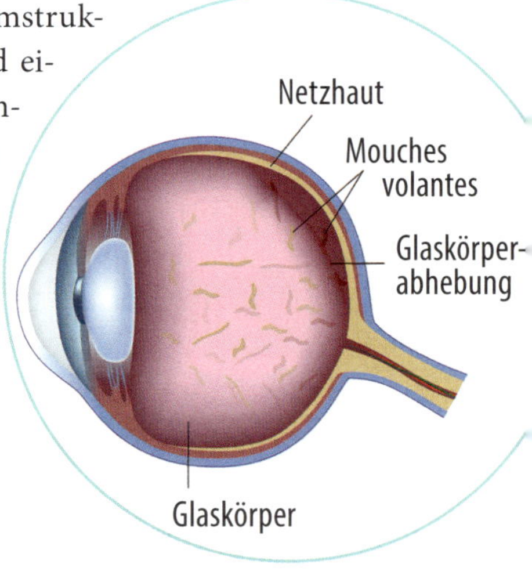

Hintere Glaskörperabhebung

Durch ein Schrumpfen des Glaskörpers infolge größerer Füssigkeitsverluste kann sich die Glaskörpermembran von ihrer Unterlage lösen. Der Glaskörper fällt zusammen, und wenn dieser Prozess nicht gestoppt wird, hängt er schließlich schlaff hinter der Linse. Die Glaskörperabhebung kann auch ohne Flüssigkeitsverlust durch eine höhere Kurzsichtigkeit, nach Verletzung bzw. einem Schlag auf den Augapfel oder nach einer Operation eintreten. Regelmäßige Augenbäder und der Aufbau von Körperflüssigkeit durch regelmäßiges Trinken sind hier wichtig.

Heilkräuteranwendungen bei hinterer Glaskörperabhebung:

Schwedenbitter (S. 60) **Schöllkraut** (S. 69) **Malve** (S. 73)

Trübungen im Glaskörper

Wenn der Glaskörper immer dichter wird und die Trübungen großflächiger werden, bis er sich ganz eintrübt, spricht man von einer Glaskörpertrübung.

Heilkräuteranwendungen bei Glaskörpertrübung:

Ingwer (S. 86) **Raute** (S. 78) **Bertram** (S. 88) **Süßholz** (S. 88) **Muskat** (S. 89) **Rebensaft** (S. 98) **Rosenblätter** (S. 90) **Lavendel** (S. 91) **Pfefferkraut** (S. 91) **Farn** (S. 91) **Fünffingerkraut** (S. 92) **Fenchel** (S. 93) **Klee** (S. 94) **Odermennig** (S. 95) **Lindenblätter** (S. 97) **Gerste** (S. 99) **Ginster** (S. 99)

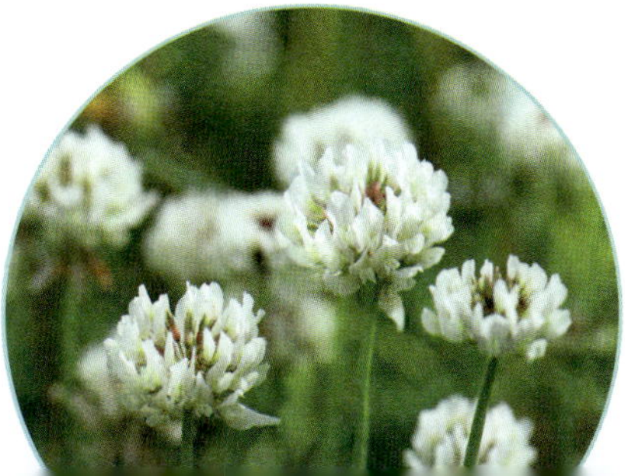

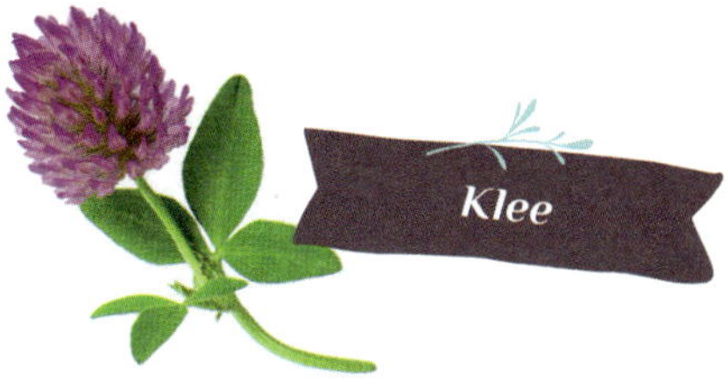

Blutungen im Auge

Wenn sich der Glaskörper vom Augenhintergrund löst, kann dies dazu führen, dass die feinen Kapillaren eingerissen werden. Es kommt zu kleinen Blutungen. Diese können, wenn sie stärker sind, wie ein »Ascheregen« wahrgenommen werden. Die Blutung selbst ist in der Regel harmlos und wird vom Auge selbst resorbiert. Dabei können Sie das Auge mit Heilkräutern unterstützen. Bei einem akut auftretenden »Ascheregen« sollten Sie sofort zum Augenarzt gehen und den Augenhintergrund untersuchen lassen, um ernste Komplikationen wie eine Netzhautablösung frühzeitig zu erkennen.

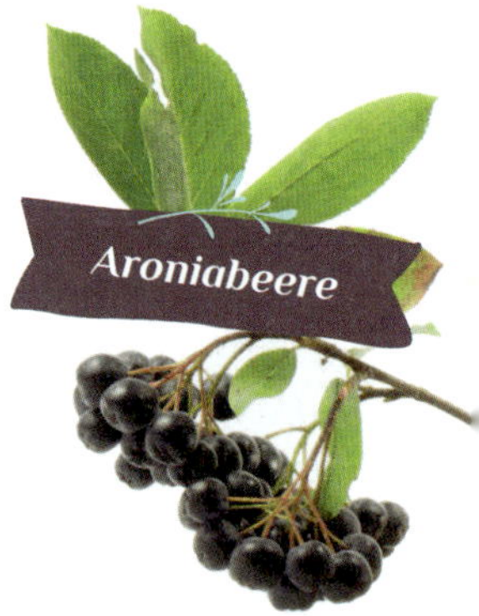

Heilkräuteranwendungen bei Blutungen im Auge:

Aroniabeere / **Traubenkerne** / **Schwedenbitter** (S. 60) / **Schöllkraut** (S. 69) / **Malve** (S. 73) / **Frauenmantel** (S. 77)

Greisenbogen

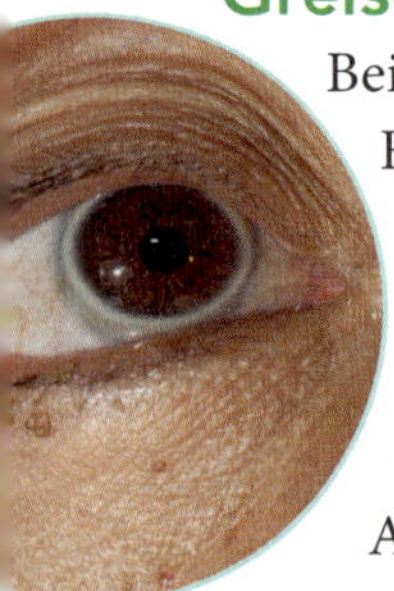

Bei einem Greisenbogen oder -ring handelt es sich um Kalk- und Fettablagerungen im Randbereich der Hornhaut. Dadurch wird ein weißer Ring um die Hornhaut herum sichtbar. Die Ursache ist schulmedizinisch noch unklar. Wahrscheinlich hängt das Symptom mit einem erhöhten Cholesterin- und Triglyceridwert zusammen. Die Ernährung spielt also eine große Rolle. Auch bei Diabetikern und Menschen mit erhöhtem Alkoholkonsum tritt der Greisenbogen häufiger auf. Es handelt sich um eine Stoffwechselstörung der Hornhaut. Diese wird über den sogenannten Limbus am Übergang von der Hornhaut zur Lederhaut mit Nährstoffen versorgt. Dort enden die Gefäße ringförmig. Können nicht alle Rückstände abtransportiert werden, ist dies in diesem Bereich des Auges besonders leicht zu erkennen. Auch ein seelisches Trauma kann dahinterstecken. Ist der Ring nicht weiß, sondern grünlich oder bräunlich, deutet dies auf Kupferablagerungen hin. Er wird dann als Kayser-Fleischer-Kornealring bezeichnet.

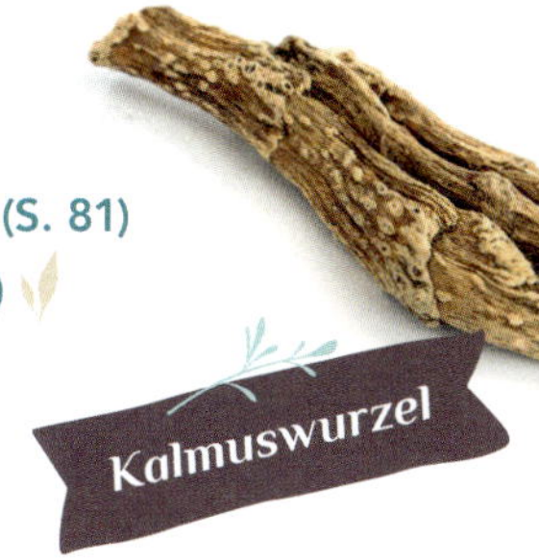

Heilkräuteranwendungen bei Greisenbogen:

Brennnessel (S. 84) **Löwenzahn** (S. 79) **Kalmus** (S. 81) **Labkraut** (S. 82) **Muskat** (S. 89) **Melisse** (S. 92) **Lindenblätter** (S. 97) **Rebensaft** (S. 98)

Epiphora/tränende Augen

Als Epiphora wird das Auslaufen von Tränenflüssigkeit über die Lidränder bezeichnet. Weitere Begriffe sind Tränenträufeln oder Triefauge, wie es auch die heilige Hildegard bezeichnet. Eine Epiphora kann unterschiedliche Ursachen haben, es liegt aber immer ein Missverhältnis zwischen der Tränenproduktion in den Tränendrüsen und dem Abfluss über die ableitenden Tränenwege vor. Sie kann mit diversen Augenerkrankungen verbunden sein, weshalb immer augenärztlich abgeklärt werden sollte, woher die tränenden Augen rühren. Auch seelische Themen von unterdrücktem Schmerz und unterdrückten Tränen kommen hier zum Vorschein. Die heilige Hildegard spricht von überschüssigen Körpersäften, die über die Tränen ihren Weg aus dem Körper finden.

Physische Ursachen können sein:

- **mechanische Reizung der Bindehaut und/oder der Hornhaut**
- **einwärtsgedrehtes Augenlid**
- **Reizung des Nervus trigeminus, der die Tränenproduktion steuert**
- **gestörter Abfluss der Tränenflüssigkeit**
- **Nasennebenhöhlenerkrankung**

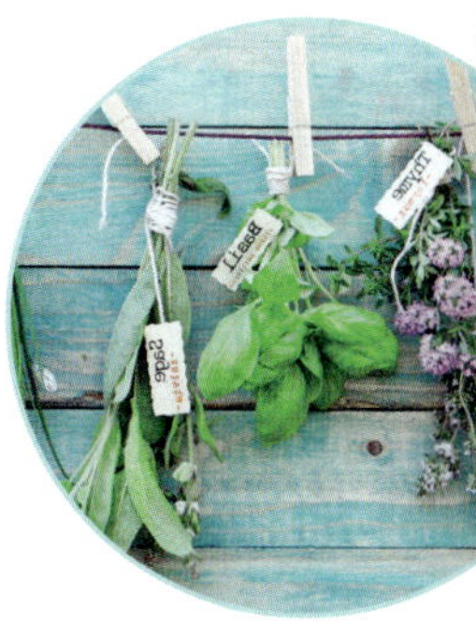

Heilkräuteranwendungen bei Epiphora:

Kamille (S. 72) **Augentrost** (S. 74) **Schafgarbe** (S. 78) **Ingwer** (S. 86) **Rosenblätter** (S. 90) **Fenchel** (S. 93) **Sellerie** (S. 93) **Kirschbaumharz** (S. 96)

Grauer Star/Katarakt

Der graue Star ist eine häufige Augenerkrankung, bei der sich die Augenlinse zunehmend trübt, an Elastizität verliert und undurchsichtiger wird. Betroffene sehen wie durch einen Schleier, der immer dichter wird. Das Kontrastsehen ist reduziert, und die Sehleistung sinkt drastisch. Schulmedizinisch wird der graue Star durch einen Austausch der Augenlinse behandelt. Seelische Ursachen, Fehlernährung und Bewegungsmangel tragen zum grauen Star bei.

Heilkräuteranwendungen bei grauem Star:

Schwedenbitter (S. 60) **Schöllkraut** (S. 69) **Zinnkraut** (S. 70) **Spitzwegerich** (S. 72) **Malve** (S. 73) **Pfefferkraut** (S. 91) **Augentrost** (S. 74) **Goldrute** (S. 82) **Ringelblume** (S. 83) **Ingwer** (S. 86) **Raute** (S. 78) **Farn** (S. 91) **Bertram** (S. 88) **Süßholz** (S. 88) **Muskat** (S. 89) **Rosenblätter** (S. 90) **Lavendel** (S. 91) **Fünffingerkraut** (S. 92) **Melisse** (S. 92) **Fenchel** (S. 93) **Klee** (S. 94) **Odermennig** (S. 95) **Weihrauch** (S. 95) **Lindenblätter** (S. 97) **Rebensaft** (S. 98) **Ginster** (S. 99) **Gerste** (S. 99)

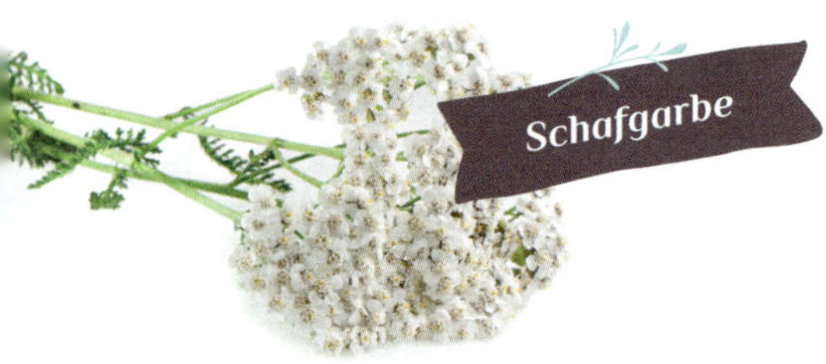

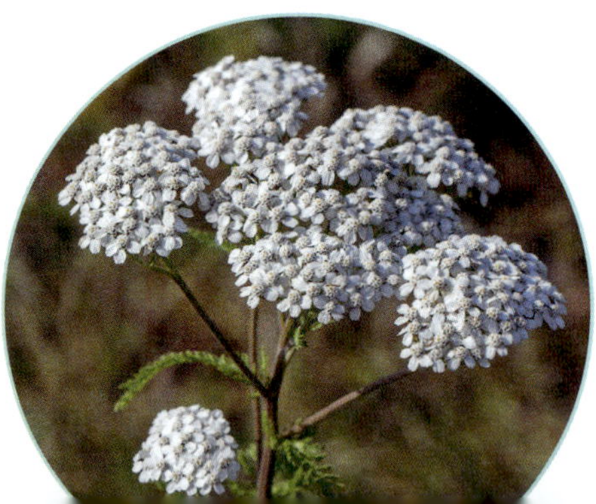

Grüner Star/Glaukom

Es gibt verschiedene Ursachen, die dazu führen, dass das Kammerwasser, das für die Nährstoffversorgung der Augenlinse und der hinteren Hornhaut zuständig ist, nicht mehr richtig aus dem Auge abfließen kann. Dadurch erhöht sich der Druck im Auge, der über den Glaskörper nach hinten auf die Netzhaut und die Aderhaut weitergegeben wird. Die Schichten der Netzhaut werden gequetscht und können teilweise in ihrer Funktion eingeschränkt werden. Steigt der Druck zu sehr, wird die Siebplatte oder Lamina cribrosa im Auge nach außen gedrückt, durch die Millionen von Nervenfasern – gebündelt in einem Sehnerv – das Auge verlassen. Diese können dabei geschädigt werden, was zu Gesichtsfeldausfällen bis hin zur Erblindung führen kann. Daher ist es wichtig, regelmäßig den Augeninnendruck kontrollieren zu lassen, denn man spürt ihn nicht.

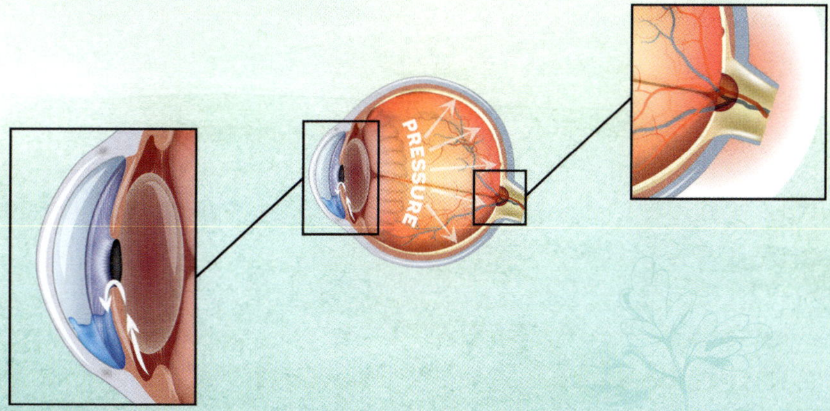

Heilkräuteranwendungen bei grünem Star:

Schwedenbitter (S. 60) **Zinnkraut** (S. 70) **Augentrost** (S. 74) **Benediktenwurz** (S. 77) **Schafgarbe** (S. 78) **Goldrute** (S. 82) **Labkraut** (S. 82) **Brennnessel** (S. 84) **Lindenblätter** (S. 97) **Gerste** (S. 99) **Ginster** (S. 99)

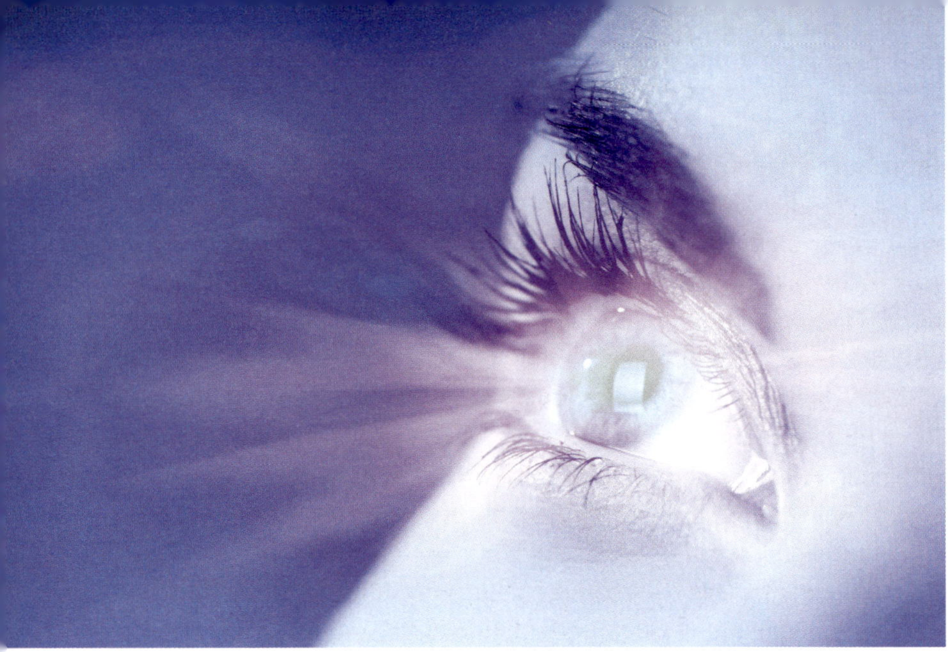

Wahrnehmung von Lichtblitzen

Die Wahrnehmung von Lichtblitzen ist ein Alarmzeichen und bedarf einer raschen Abklärung der Ursache durch einen Facharzt. Sie kann durch mechanische Einwirkung ausgelöst werden, z. B. einen Schlag oder einen Stoß auf das Auge, durch den die Sinneszellen der Netzhaut aktiviert werden und diesen Reiz in einen Lichtimpuls umwandeln. An den Stellen, an denen der Glaskörper mit der Netzhaut verbunden ist, kann es bei Bewegungen der Augäpfel manchmal dazu kommen, dass sie an der Netzhaut ziehen. Die Sinneszellen werden mechanisch erregt und wandeln diese Energie in einen Lichtreiz um. Sollten bei Ihnen Lichtblitze vermehrt auftreten, kann dies ein Anzeichen für eine Netzhautablösung oder eine Glaskörperabhebung sein. In jedem Fall sollten Sie es abklären lassen.

Heilkräuteranwendungen zur Vorbeugung von Schäden an der Netzhaut:

Schwedenbitter (S. 60) **Augentrost** (S. 74) **Ginster** (S. 99)

Veränderungen der Netzhaut

Die Netzhaut unserer Augen ist aus insgesamt zehn Schichten aufgebaut und hat die Aufgabe, das einfallende Licht in einen elektrischen Impuls umzuwandeln. Hierfür benötigt sie Sehpurpur oder Rhodopsin – den Sehfarbstoff, der immer wieder neu gebildet werden muss. Dies ist aber nur möglich, wenn unsere Augen Dunkelheit bekommen. Zusätzlich brauchen sie dazu Vitamin A, das in der Leber gespeichert wird. Eine einwandfreie Funktion der Leber ist daher auch Voraussetzung für eine gute Sicht.

Auf der Netzhaut gibt es verschiedene Zellen: Die Stäbchen sind für die Schwarz-weiß-, die Zapfen für die Farbwahrnehmung zuständig. Es gibt drei Arten von Zapfen, die rot-grünen, die grün-roten und die gelb-blauen. Aus den Reizen, die von den Ganglien- und Bipolarzellen weitergegeben werden, errechnet das Gehirn den jeweiligen Farbton. Horizontal- und Amacrine-Zellen in der mittleren Schicht der Netzhaut stellen Querverschaltungen her, die vor allem wichtig sind, um Bewegungen wahrnehmen zu können, und für das räumliche Sehvermögen. Sie können durch Augenübungen in ihrer Funktion gestärkt werden.

Netzhautablösung

Löst sich die lichtempfindliche Schicht der Netzhaut von ihrer ernährenden Schicht, der Aderhaut, ab, werden die Sinneszellen an dieser Stelle nicht mehr mit Sauerstoff und Nährstoffen versorgt und sterben ab. Das Sehvermögen geht sehr rasch verloren – im schlimmsten Fall führt die Netzhautablösung zur Erblindung. Erste Anzeichen sind Lichtblitze am Rand des Gesichtsfeldes. Wenn sich die Netzhaut löst, nimmt der Betroffene einen »Rußregen« oder »Mückenschwärme« wahr. Schließlich hat er den Eindruck, als fiele ein schwarzer Vorhang oder stiege eine schwarze Wand auf. Es sollte umgehend ein Augenarzt aufgesucht werden.

Eine Netzhautablösung entsteht, wenn Flüssigkeit aus dem Glaskörperraum durch einen Riss unter die Netzhaut fließt. Die Netzhautablösung deutet immer auf eine starke, lang andauernde und trotzdem hoch akute seelische Belastung hin. Der Betroffene braucht Hilfe und Unterstützung, vor allem Beruhigung und seelische Betreuung.

So sieht ein Mensch mit Netzhautablösung:

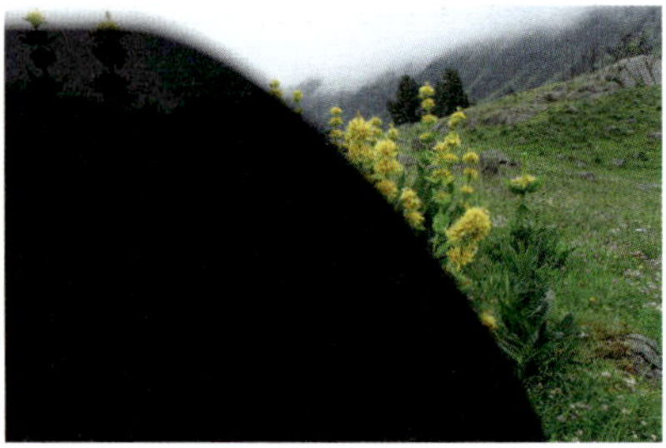

Mittleres Krankheitsstadium

Fortgeschrittenes Krankheitsstadium

Eine Netzhautablösung muss sofort vom Arzt versorgt werden. Anschließend können Sie in Absprache mit diesem Heilkräuter einsetzen.

Heilkräuteranwendungen bei Netzhausablösung:

Schwedenbitter (S. 60) **Ehrenpreis** (S. 80)
Lindenblätter (S. 97) **Ginster** (S.99)

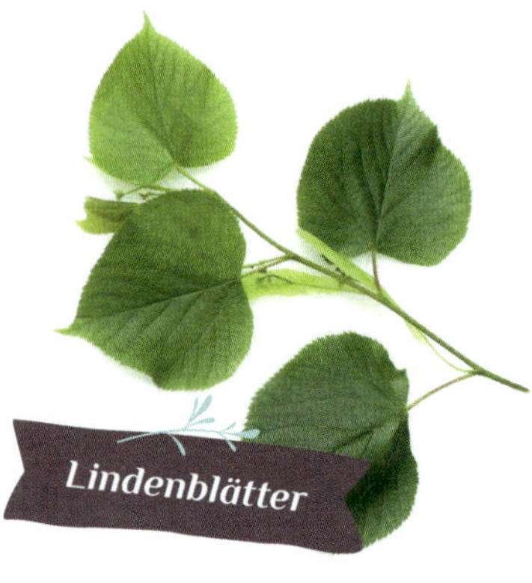

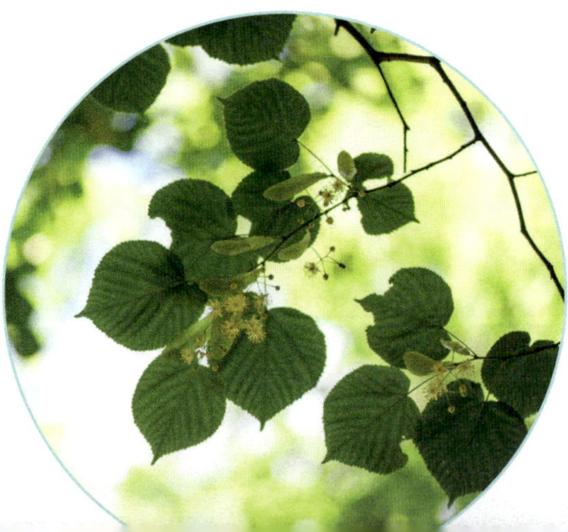

Netzhautriss

Ein Netzhautriss kann an Stellen entstehen, an denen die Glaskörpergrenzmembran vermehrt an der Netzhaut anhaftet. Kommt es zu einer Glaskörperabhebung, reißt sie dann ein. Werden dabei kleine Blutgefäße beschädigt, kommt es zu einer Blutung. Ein Netzhautriss ist glücklicherweise selten und kann in der Regel mit einer Laserbehandlung abgeriegelt werden. Wird der Riss nicht rechtzeitig entdeckt, ist allerdings eine Netzhautablösung möglich.

Ein Netzhautriss muss sofort vom Arzt versorgt werden. Anschließend können Sie in Absprache mit diesem Heilkräuter einsetzen.

Heilkräuteranwendungen bei Netzhautriss:

Schwedenbitter (S. 60) **Ehrenpreis** (S. 80) **Lindenblätter** (S. 97) **Ginster** (S. 99)

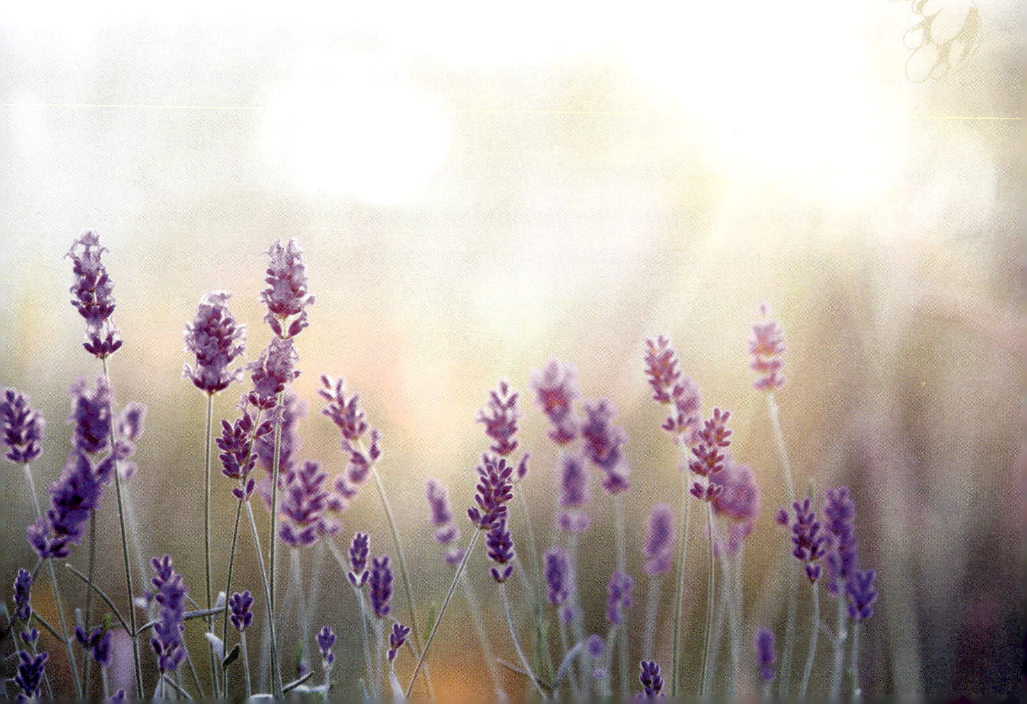

Pterygium

Bei einem Pterygium oder Flügelfell wächst eine dreieckige Bindehautschicht am nasalen Augenwinkel, seltener an der Außenseite des Auges, langsam zur Hornhaut hin. Die seelischen Ursachen sind Traumen, die angesehen werden müssen. Wenn das Pterygium nasal auftritt, hängen sie mit den eigenen Kindern zusammen, wenn es temporal auftritt, mit den eigenen Eltern. Das Pterygium ist ungefährlich, wird aber in der Regel als störend empfunden. Wenn es sich stark ausbreitet, schiebt es sich bis zur Mitte der Hornhaut, was dann zu Einschränkungen des Sehens und einem Verlust an Sehschärfe führt. Zusätzlich entsteht ein unregelmäßiger Astigmatismus (Hornhautverkrümmung), der es schwierig macht, die Fehlsichtigkeit durch eine Brille oder durch Kontaktlinsen zu kompensieren.

Hildegard von Bingen kannte sich nicht nur hervorragend mit Kräutern und Pflanzen aus, sondern auch mit der Wirkung von Heilsteinen. Obwohl es sich hier um ein Kräuterbuch handelt, möchte ich eine Heilsteinanwendung mit aufnehmen, weil ich sie für die beste Behandlung bei Pterygium halte.

> Nehmen Sie einen Saphir in die Hand, und erwärmen Sie ihn mit Ihrer Körperwärme. Befeuchten Sie den Stein dann mit einem Tropfen Wein, und berühren Sie das Flügelfell mit der feuchten Stelle. Wiederholen Sie diese Anwendung mindestens drei Tage lang morgens und abends. Laut Hildegard zerreißt die Schärfe des Weins das Häutchen.

Heilkräuteranwendung bei Pterygium:

Augentrost (S. 74) **Ingwer** (S. 86) **Ginster** (S. 99)

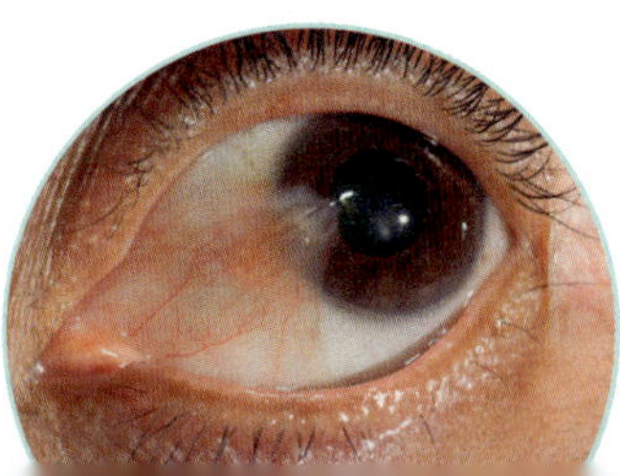

Ptosis

Durch eine Lähmung bzw. Schwächung des Oberlidmuskels hängt in der Regel ein Lid nach unten. Eine Schwäche von Muskeln und Bindegewebe hängt mit einer Beeinträchtigung der Milz zusammen.

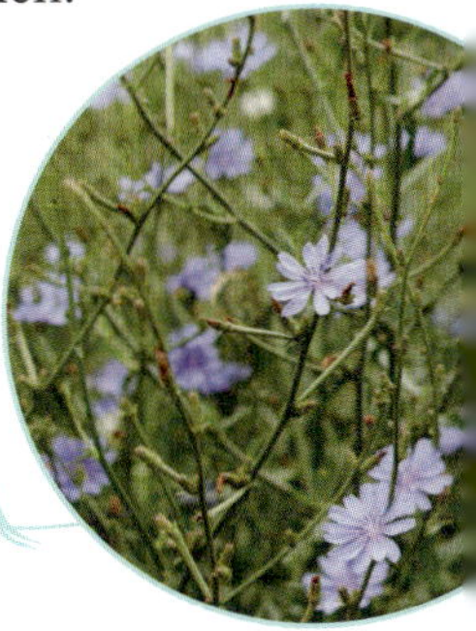

Heilräuteranwendungen bei Ptosis:

Ehrenpreis (S. 80) **Löwenzahn** (S. 79) **Wegwarte** (S. 81) **Kalmus** (S. 81) **Labkraut** (S. 82)

Retinitis pigmentosa

Bei der Retinitis oder Retinopathia pigmentosa kommt und es durch schrittweises Absterben der Netzhautzellen zu einer Verringerung der Sehschärfe sowie zu Nachtblindheit und Ausfällen im äußeren Bereich des Gesichtsfeldes. Die Sinneszellen im Zentrum der Netzhaut bleiben zunächst erhalten. Das Gesichtsfeld wird dann als »Tunnelblick« oder »Röhrengesichtsfeld« bezeichnet: Sichtbar sind nur noch frontale Gegenstände. Dadurch wird es immer schwieriger, sich zu orientieren. Die Retinopathia pigmentosa kann bis zur Erblindung führen.

So sieht jemand mit Retinitis pigmentosa:

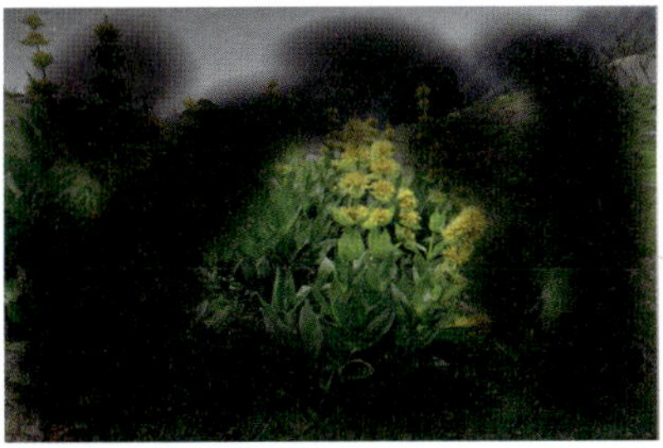

Mittleres Krankheitsstadium

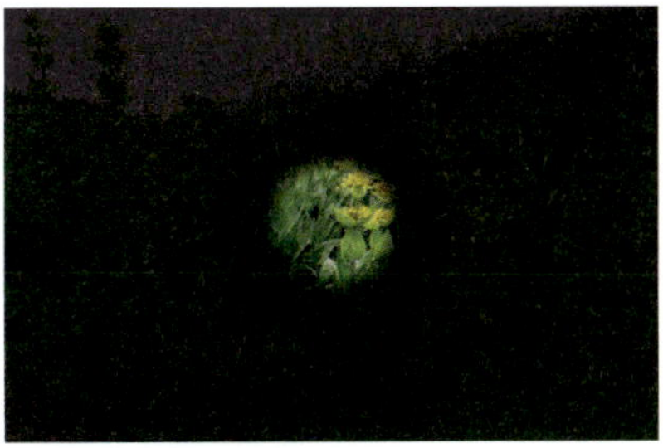

Spätes Krankheitsstadium

Heilkräuteranwendungen bei Retinitis pigmentosa:

Schwedenbitter (S. 60) **Bärlauch** (S. 78) **Waldmeister** (S. 81) **Ehrenpreis** (S. 80) **Wegwarte** (S. 81) **Kalmus** (S. 81) **Ringelblumen** (S. 83) **Brennnessel** (S. 84) **Bertram** (S. 88) **Andorn** (S. 87) **Süßholz** (S. 88) **Sellerie** (S. 93) **Weihrauch** (S. 95) **Lindenblüten** (S. 97) **Rebensaft** (S. 98) **Ginster** (S. 99)

Trockene Augen

Der Tränenfilm besteht aus drei Hauptschichten. Die unterste Schicht bewirkt, dass der Tränenfilm überhaupt an der sonst wasserabweisenden Hornhaut anhaften kann. Die mittlere Schicht ist ein wässriger Film, der die Hornhaut glättet und somit für eine gute Optik sorgt. Er schützt das Auge auch vor dem Eindringen von Fremdkörpern, Bakterien und Viren, versorgt den vorderen Bereich des Auges mit Nährstoffen und befeuchtet das Auge. Der Tränenfilm wird in der Tränendrüse produziert. Diese befindet sich unter dem Oberlid im äußeren (lateralen) Bereich. Von dort aus wird er bei jedem Lidschlag über dem Auge verteilt und läuft dann über die Tränenpünktchen an den nasalen Augenlidkanten in die Tränenkanäle ab.

Trockene Augen können verschiedene Ursachen haben. Wenn der Tränenfilm sich in Menge oder Qualität verändert, führt dies zu trockenen, brennenden und manchmal auch tränenden Augen. Bei Bildschirmarbeit sinkt durch die hohe Konzentration die Lidschlagrate drastisch. Weitere mögliche Ursachen sind Stress, zu wenig Flüssigkeitsaufnahme, zu niedrige Raumfeuchtigkeit, Klimaanlagen, Hormonveränderungen und seelische Ursachen.

Achten Sie also bei trockenen Augen darauf, ausreichend zu trinken, Räume nicht zu stark zu heizen und regelmäßig zu blinzeln. Leinöl unterstützt das Auge beim Aufbau des Tränenfilms, und auch die folgende Augenmassage hilft bei trockenen Augen.

Augenmassage:

1. Richten Sie den Blick nach oben, und streichen Sie 15-mal mit Zeige- und Mittelfinger unter den Augäpfeln sanft von innen nach außen.
2. Richten Sie den Blick nach unten, und streichen Sie 15-mal über den Augäpfeln sanft von innen nach außen.
3. Blicken Sie nach rechts unten, und kreisen Sie mit dem rechten Zeigefinger an der rechten Nasenwurzel, mit dem linken Zeigefinger am äußeren Augenwinkel des linken Auges.
4. Blicken Sie nach links unten, und kreisen Sie mit dem linken Zeigefinger an der linken Nasenwurzel, mit dem rechten Zeigefinger am äußeren Augenwinkel des rechten Auges.
5. Streichen Sie mit Zeige-, Mittel- und Ringfinger von der Nasenwurzel aus ca. 15-mal sanft über den Augapfel nach außen.

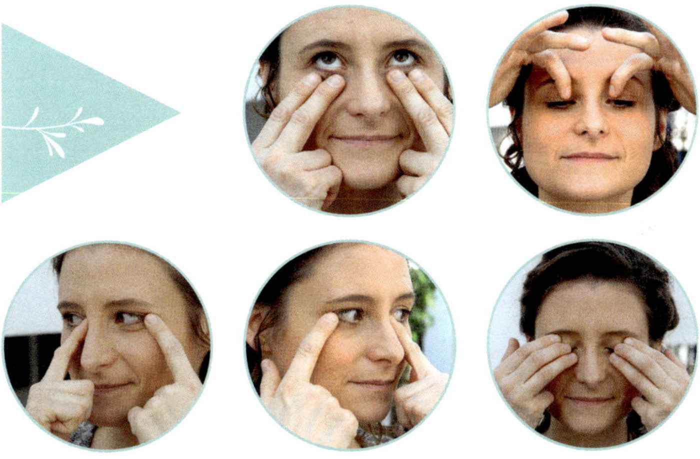

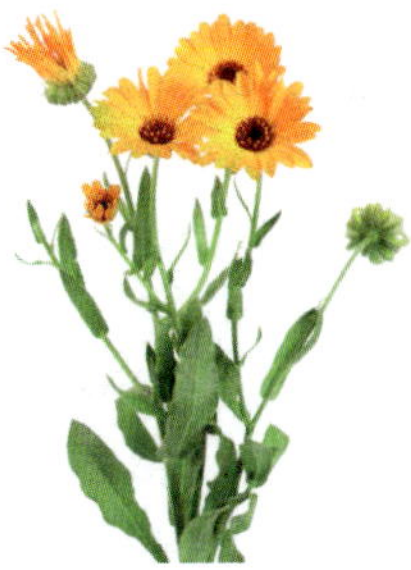

Heilkräuteranwendungen bei trockenen Augen:

Malve (S. 73) **Augentrost** (S. 74) **Ringelblumen** (S. 83) **Süßholz** (S. 88) **Rosenblätter** (S. 90) **Ginster** (S. 99)

Phthisis bulbi/Augapfelschrumpfung

Phthisis bulbi ist der medizinische Fachbegriff für ein Schrumpfen des Augapfels. Dieses tritt meist aufgrund von Entzündungen des Auges oder schweren Traumen auf. Die häufigste Ursache ist eine Atrophie (Schwund) des Ziliarkörpers, wodurch das dort produzierte Kammerwasser versiegt, das die Strukturen des Auges ernährt.

Heilkräuteranwendungen bei Phthisis bulbi:

Malve (S. 73) **Ehrenpreis** (S. 80) **Kalmus** (S. 81) **Süßholz** (S. 88) **Kirschbaumharz** (S. 96) **Ginster** (S. 99)

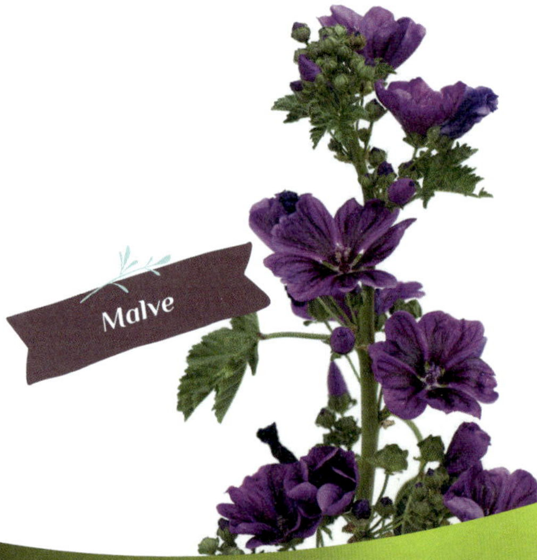

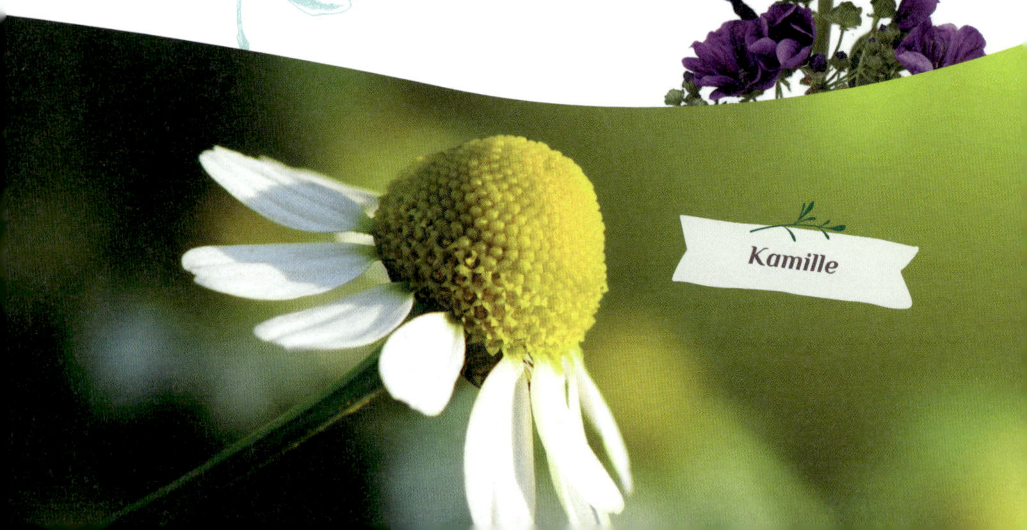

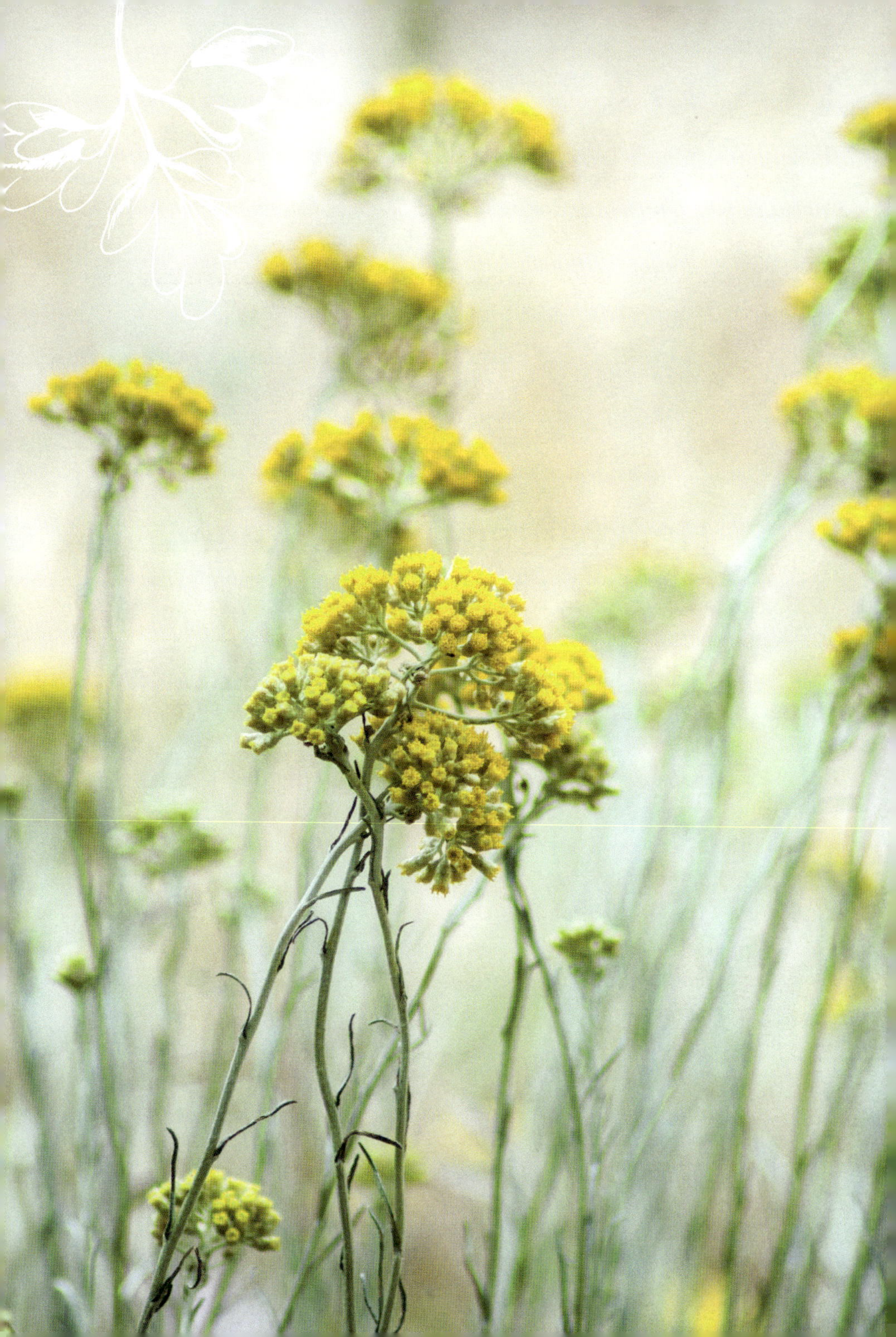

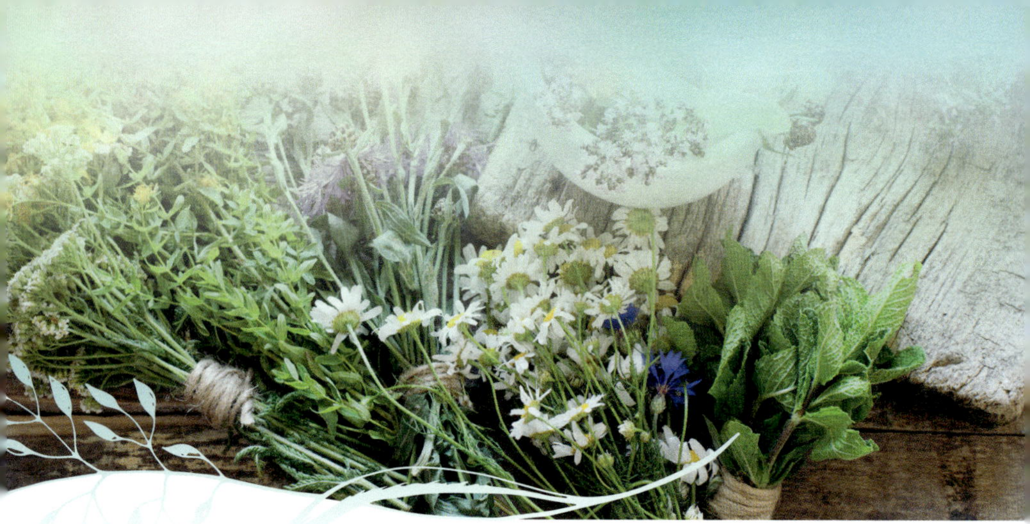

Heilkräuter für die Augen

Der Schatz der Natur ist schier unendlich. Oft gehen wir ahnungslos an den Kräutern am Wegesrand vorüber, denn in den letzten Jahrzehnten ist viel Weisheit unserer Vorfahren verloren gegangen. Die Menschen vertrauen eher chemischen Substanzen, die von Maschinen produziert wurden und zahlreiche Nebenwirkungen haben, als der Kraft der Schöpfung.

Wichtig ist natürlich zunächst, dass man sich mit den Kräutern vertraut macht. Es gibt viele für den Menschen nützliche – aber eben auch schädliche Kräuter. Hierzu werden mittlerweile vielerorts Kräuterwanderungen und Ähnliches angeboten.

Ich habe für Sie die praktikabelsten Kräuterrezepte zusammengestellt, die sich auf die Augen beziehen. Darunter gibt es Anwendungen von Maria Treben, Hildegard von Bingen und Paracelsus. Selbstverständlich ersetzt dieses Buch nicht den Gang zum Augenarzt. Wenn Sie Medikamente einnehmen, sollten Sie sich ebenfalls informieren, ob sich diese mit den Kräutern vertragen. Lassen Sie sich fachlich betreuen.

Einige Kräuter sollten Sie frisch verwenden, andere können Sie auch getrocknet benutzen und somit in der Apotheke oder einem Kräuterladen kaufen.

Schon als Kind sammelte und trocknete ich zusammen mit meiner Oma Kräuter. Sie hat daraus selbst Tees, Umschläge und Schwedenbitter hergestellt, sie aber auch an Apotheken geliefert. Einen Arzt hat meine Oma nie aufgesucht, und sie hat ein stolzes Lebensalter von 87 Jahren erreicht. Auf den Spuren meiner Oma lernte ich vor einigen Jahren die Kräuteranwendungen von Maria Treben kennen, darunter auch einige für die Augen. Ich probierte alles an meinen eigenen Augen aus und kann sagen, dass ich ihre Ratschläge mit gutem Gewissen weitergeben kann. Maria Trebens Rezepte sind einfach, gut nachvollziehbar und sehr wirkungsvoll.

Maria Treben

Maria Treben, geborene Günzel, stammte aus Österreich und lebte in Tschechien. Nach der Vertreibung der Deutschen zog sie nach Bayern. Dort erkrankte sie schwer an Typhus. Eines Tages gab ihr eine unbekannte Frau ein Fläschchen Schwedenbitter mit einer Anleitung, wie dieser Trunk jede Krankheit heilen könne. Sie stammte von dem schwedischen Arzt Dr. Claus Samst. Maria Treben wollte erst nicht glauben, dass ihr die Tropfen helfen können. Als es ihr aber wieder schlechter ging, probierte sie Schwedenbitterumschläge aus – und wurde dadurch gänzlich geheilt. Fortan war sie eine starke Verfechterin des Schwedenbitters. Sie befasste sich mit der Pflanzenkunde, praktizierte – ohne einem Heilberuf angehörig zu sein – und schrieb Bücher über ihre Erfahrungen mit den Kräutern. Dadurch wurde der Schwedenbitter bekannt.

Auch meine Oma hatte immer Schwedenbitter im Haus und schwor darauf. Sie stellte ihn auch regelmäßig selbst her. Schwedenbitter wird bei vielen Krankheiten verwendet und auch vorbeugend eingesetzt. Dass er auch den Augen helfen kann, habe ich erst vor ein paar Jahren erfahren.

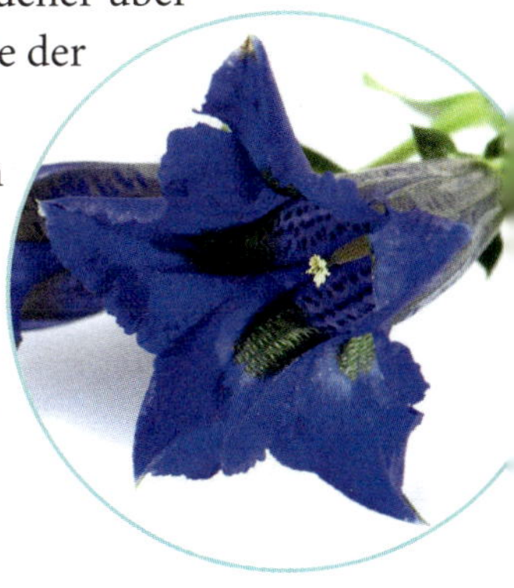

Nach Maria Treben hilft Schwedenbitter bei:

- **grauem Star und Glaskörpertrübung**
- **grünem Star**
- **entzündeten Augen**
- **Schmerzen an den Augen**
- **Netzhautschäden**

Außerdem unterstützt er die Bildverarbeitung im Gehirn.

Schwedenbitter

Das Rezept der Schwedenkräuter wurde im Nachlass des schwedischen Arztes Dr. Claus Samst gefunden, der das Rezept von Dr. Urban Hjärne kannte. Dieser entwickelte in seinem Labor in Schweden geheime Rezepturen. Sein Elixier »Amarum Hjärneri« wurde im 17. Jahrhundert für den Verkauf in Apotheken zugelassen und gilt als das Urrezept des Schwedenbitters.

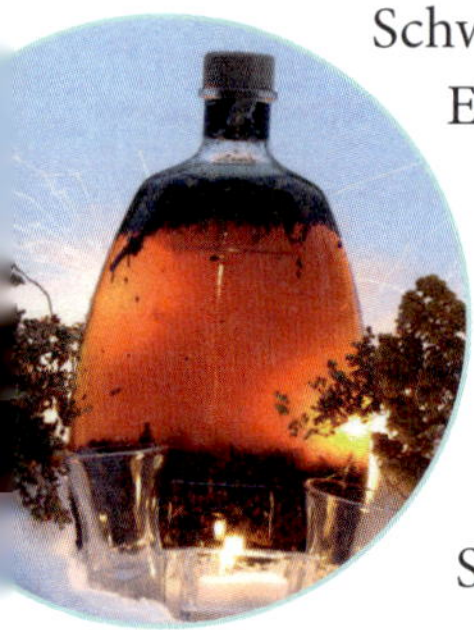

Es gibt ein Rezept für eine kleine und eines für eine große Schwedenkräutermischung. Maria Treben betonte in ihren Schriften, dass all ihre Heilerfolge auf die kleine Rezeptur zurückzuführen seien und die große Rezeptur nicht unbedingt erforderlich sei. Sie können Schwedenbitter selbst herstellen oder die Kräutermischung und auch fertigen Schwedenbitter in der Apotheke erwerben.

Zutaten:

10 g Aloe/Enzian/Wermut | 10 g Angelikawurzel | 5 g Eberwurzel | 10 g Naturkampfer | 10 g Manna | 5 g Myrrhe | 10 g Rhabarberwurzel | 0,2 g Safran | 10 g Sennesblätter | 10 g Theriak venezian | 10 g Zitwerwurzel

Die getrockneten Kräuter setzen Sie mit 1 ½ Liter 30–40%igem Kornbranntwein an. Geben Sie das Gemisch in eine breite 2-Liter-Flasche, und lassen Sie diese zwei Wochen in der Sonne stehen.

Die Mischung sollte jeden Tag geschüttelt werden. Bevor Sie den Schwedenbitter verwenden, seihen Sie die Kräuter ab. Sie können ihn in kleinere Flaschen umfüllen, die Sie gut verschlossen an einem kühlen Ort aufbewahren.

Anwendung

Es gibt auch einen fertigen Schwedenbitter zu kaufen, der nach dem Rezept von Maria Treben hergestellt wird, aber keinen Alkohol enthält. Eine Klientin hat mir davon erzählt, und ich habe ihn ebenfalls ausprobiert. Er ist angenehmer, und Sie brauchen die Augen nicht vorher einzucremen. Wie es gelungen ist, die Inhaltsstoffe auch ohne Alkohol zu extrahieren, weiß ich leider nicht und kann Ihnen kein Rezept hierfür anbieten.

Der alkoholfreie Schwedenbitter kann **pur auf die Augenlider** gestrichen werden, am besten morgens. Dies beugt dem grauen Star vor und hält die Augen jung, indem es die Augenlinse elastisch hält. Der Schwedenbitter darf ruhig ein wenig in den nasalen Augenwinkel gelangen – das brennt kurz ein wenig, was aber rasch nachlässt.

Sie können Schwedenbitter auch in die Augenwinkel streichen oder einen feuchten Waschlappen damit benetzen und auf die geschlossenen Augen legen. Das hilft bei durch Computerarbeit überanstrengten Augen.

Schwedenbitterumschläge auf den Augen wirken bei Netzhautablösung, Netzhautblutung, poröser Netzhaut und auch bei gesunden Augen zur Vorbeugung von Netzhautschäden sowie bei grünem Star gegen die Schmerzen im Auge.

Die ursprüngliche Rezeptur für Schwedenbitter enthält hochprozentigen Alkohol. Wenn Sie diese Mischung als Umschlag verwenden, ist es wichtig, die Augenlider und den Augenbereich zuvor dick mit einer neutralen Creme, am besten Ringelblumencreme, zu grundieren. Dann legen Sie zwei mit Schwedenbitter befeuchtete Wattepads auf die geschlossenen Augen und lassen diese eine Stunde wirken.

Umschläge mit Schwedenbitter am Hinterkopf dienen der Aktivierung des Sehzentrums bei gesunden Augen, aber gestörter Bildverarbeitung im Gehirn. Auch bei Schäden an den Nervenbahnen oder bei Gesichtsfeldausfällen hilft dieser Umschlag, die geschädigten Nervenzellen zu reparieren. Falten Sie ein Leinentuch oder ein Stück Haushaltsrolle, benetzen Sie es mit Schwedenbitter, und legen Sie es auf Augenhöhe auf den Hinterkopf. Darüber können Sie eine Duschhaube ziehen und mit einer Mütze, einem Verband oder einer Schwimmkappe fixieren. Lassen Sie den Umschlag 2 – 4 Stunden oder über Nacht einwirken. Es empfiehlt sich, auch den Hinterkopf vorher mit Ringelblumensalbe einzucremen.

Die innerliche Anwendung von Schwedenbitter soll bei Blutarmut helfen, neues Blut zu bilden. Weil eine gute Blutversorgung des Auges sehr wichtig ist, kann die Einnahme prophylaktisch sinnvoll sein.

Da Schwedenbitter die Nieren stärkt, ist es innerlich angewendet auch ein gutes Mittel bei grünem Star.

Schwedenbitter hilft dem Magen, wenn dieser die Mahlzeiten schlecht verwertet. Dadurch hilft er vorbeugend gegen alle Netzhauterkrankungen, die aufgrund von Nährstoffmangel entstehen, z. B. Maculadegeneration.

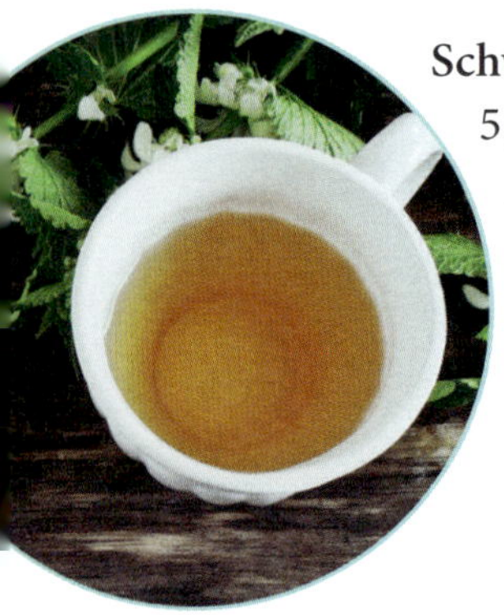

Schwedenbitter als Tee hilft bei grünem Star. Mischen Sie 5 g Brennnessel, 5 g Ehrenpreis, 5 g Ringelblumen und 5 g Zinnkraut. Gießen Sie 1 gehäuften TL (2 g) der Mischung mit 250 ml kochendem Wasser auf, und lassen Sie den Tee 10 – 15 Minuten ziehen. Geben Sie dann 1 TL Schwedenbitter in den Tee. Maria Treben empfiehlt, diesen Tee täglich 2 – 3-mal zu trinken.

Aloe

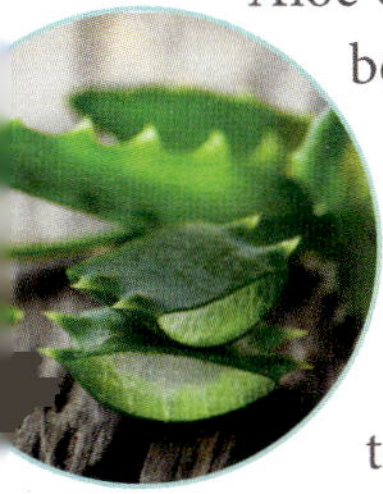

Aloe oder Aloe vera stammt ursprünglich aus Afrika. Die Pflanze besitzt dicke, fleischige Blätter, die bis zu 50 Zentimeter lang werden und am Rand gezahnt sind. Verwendet wird der aus den Blättern gewonnene Milchsaft. Die am meisten verwendete Art ist die Kap-Aloe, die aus dem Vorgebirge am Kap der Guten Hoffnung stammt. In bester Qualität sollte die getrocknete Aloe hart und spröde sein. Beim Zerreiben entsteht ein beiges Pulver. Die Wirkstoffe sind Aloin und Bitterstoffe. Aloe hat eine reizende und erregende Wirkung auf das gesamte Gefäßsystem, vor allem auf die Blutgefäße des Unterleibes. Deshalb wird es oft als Abführmittel verwendet.

Gelber Enzian

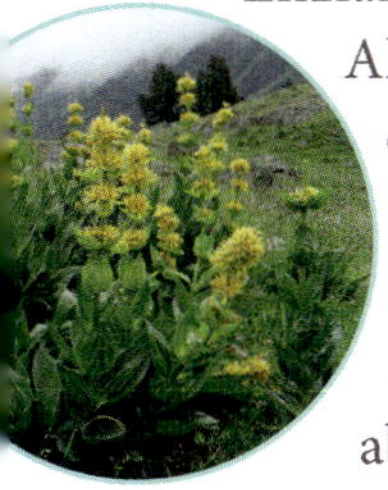

Enzian gehört zu den heimischen Pflanzen und wächst im Gebirge. Allerdings steht er unter Naturschutz und darf nicht gepflückt oder ausgegraben werden. Verwendet werden die Wurzelstöcke der Pflanze. Darin enthalten sind Bitterstoffe (Amarogentin), die zu den bittersten Substanzen der Welt zählen. Am bekanntesten ist der blaue Enzian. Für Heilmittel wird aber vor allem der gelbe Enzian, manchmal auch Purpur-Enzian, Tüpfel-Enzian oder Ungarischer Enzian verwendet. Diese Arten wirken auf die Verdauungsorgane und werden auch als Abführmittel verwendet.

Wermut

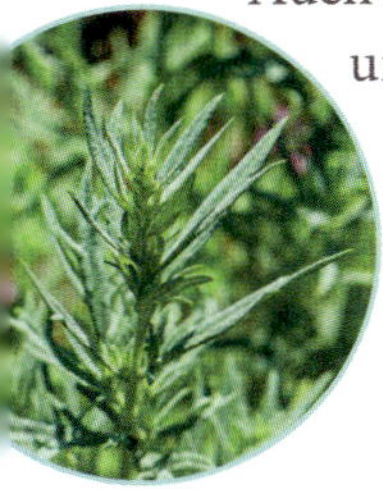

Auch der heimische Wermut wird wie Aloe oder Enzian bei Verdauungsstörungen, Krämpfen und Blähungen verwendet. Er wirkt zusätzlich appetitanregend und lindert Völlegefühl. Der Saft der Heilpflanze wird zur Herstellung von Absinth und Weinaperitifs genutzt.

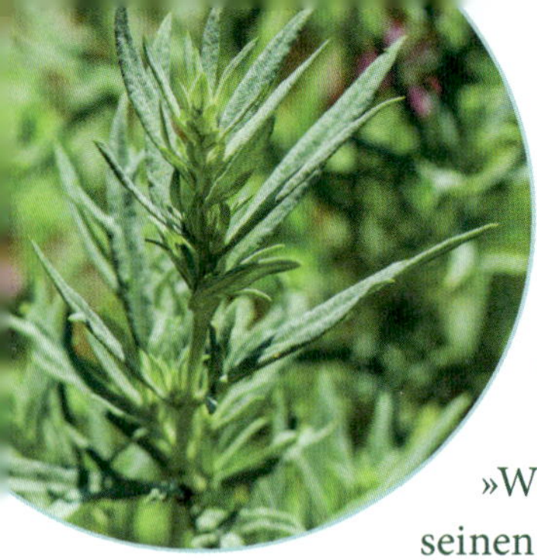

Auch die heilige Hildegard empfahl eine Wermutkur über den Sommer hinweg zur Reinigung der Augen:

»Wenn der Wermut frisch ist, zerreibe ihn und drück seinen Saft durch ein Tuch aus. Koch dann Wein leicht mit Honig und gieß diesen Saft in den Wein, so dass sich besagter Saft gegenüber Wein und Honig geschmacklich durchsetzt, und trink das von Mai bis Oktober alle drei Tage nüchtern und kalt: (…) es klärt deine Augen, stärkt das Herz, lässt nicht zu, dass die Lunge geschwächt wird, erwärmt den Magen, reinigt die Eingeweide und macht eine gute Verdauung.«

(Hildegard von Bingen: Heilsame Schöpfung – die natürliche Wirkkraft der Dinge. Physica.)

Die Rezepte der heiligen Hildegard sind für den Laien oft nicht so einfach durchzuführen wie die von Maria Treben. Vieles bekommt man dafür fertig zu kaufen, so auch Wermutsaft. Bei manchen Kräuteranwendungen ist nicht einmal klar, von welchem Kraut sie spricht, da die alten volkstümlichen Namen nicht alle überliefert oder doppeldeutig sind.

Angelikawurzel

Angelikawurzel oder Engelwurz ist ein sehr auffälliges Gewächs. Es kann bis zu 3 Meter groß werden. Es stärkt die Leber und den Magen sowie den Kreislauf. Früher wurde Engelwurz auch gegen Pest eingesetzt.

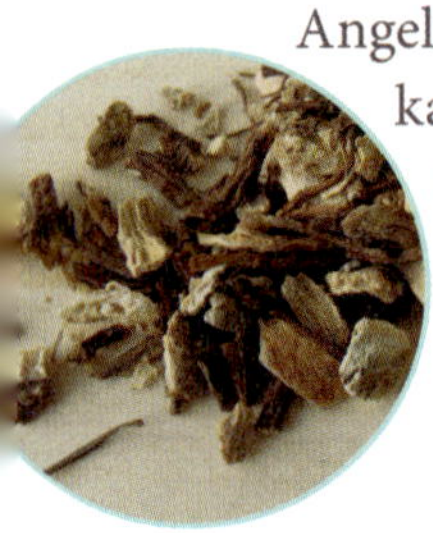

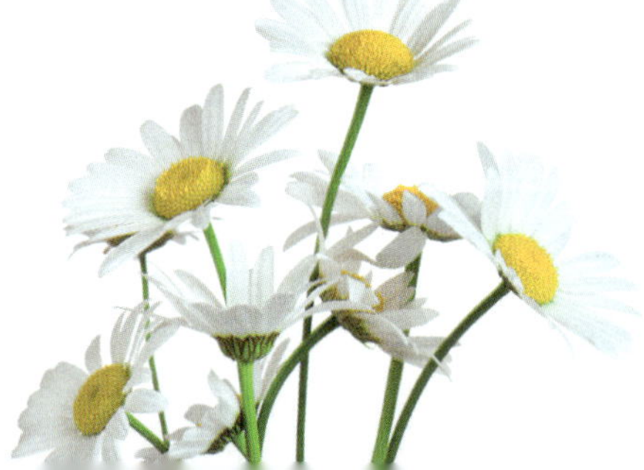

Eberwurzel

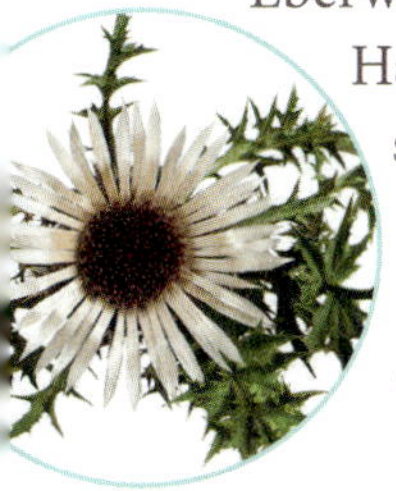

Eberwurzel oder Silberdistel wird als natürliches Heilmittel gegen Hautkrankheiten, Fieber, Erkältungen, Gastritis und Wassersucht eingesetzt. Sie wirkt krampflösend, antibiotisch, schweißtreibend und abführend. Sie enthält ätherische Öle, Inulin, Harze, Enzyme und Flavonoide. Als Heilmittel werden die Wurzeln und die Blüten verwendet.

Naturkampfer

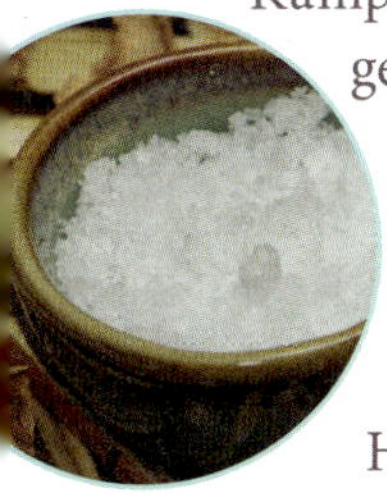

Kampfer wird hauptsächlich aus dem Harz des Kampferbaumes gewonnen. Er ist eine farblose oder weiße, körnige Masse mit eukalyptusähnlichem Geruch und schmeckt unangenehm scharf und bitter. Kampfer wird bei rheumatischen Beschwerden und Muskelschmerzen als Salbe angewandt. Er hat eine durchblutungsfördernde Wirkung und hilft bei Herz-Kreislauf-Störungen, die mit einem zu niedrigen Blutdruck und/oder Schwindel einhergehen. Kampfer ist auch oft in Erkältungsmitteln enthalten.

Vorsicht: Nicht bei Säuglingen und Kleinkindern anwenden.

Manna

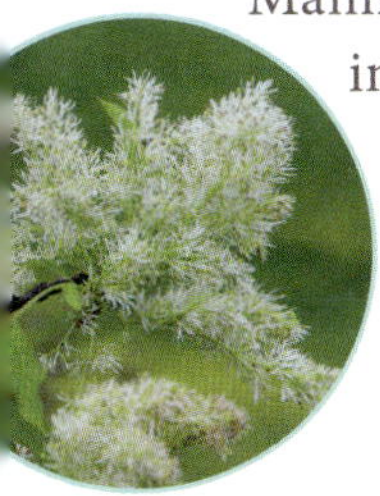

Manna wird aus der Manna-Esche gewonnen, indem Einschnitte in die Rinde erfolgen. Der gewonnene Saft wird anschließend getrocknet. Er wirkt entzündungshemmend, angstlösend, entkrampfend, fiebersenkend, abführend und verdauungsfördernd.

Myrrhe

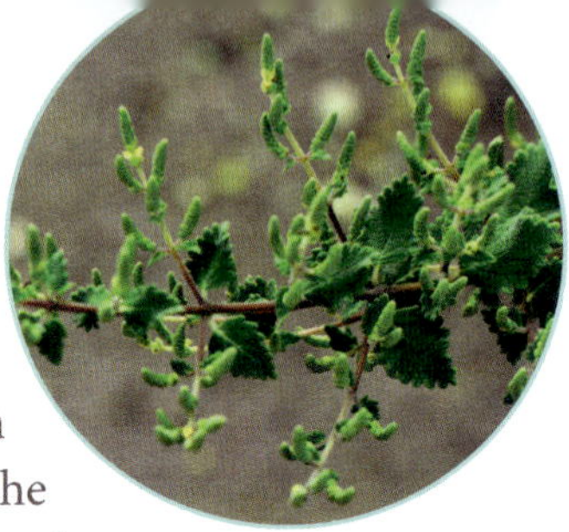

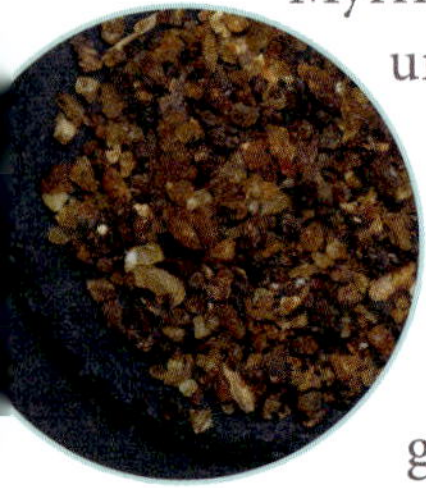

Myrrhe ist schon aus der Bibel bekannt, und das nicht nur, weil die heiligen drei Könige Jesus zur Geburt Myrrhe schenkten. Bereits im Alten Testament findet man eine Beschreibung für die Herstellung eines Salböls mit Myrrhe. Sie wird aus dem Baumharz des Myrrhenstrauchs gewonnen. Myrrhe hat eine zusammenziehende Wirkung auf die Schleimhäute, wirkt antiseptisch und antiexsudativ (hemmend auf den Austritt von Flüssigkeit aus Gefäßen), entzündungs-, infektions- und tumorhemmend, schmerzlindernd, fiebersenkend und örtlich betäubend. Außerdem fördert sie das Bewusstsein und hat eine anregende Wirkung.

Rhabarberwurzel

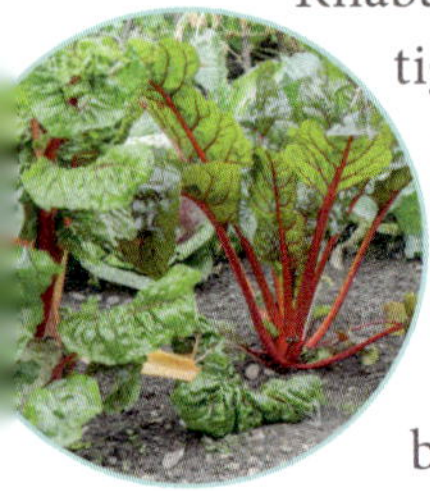

Rhabarberwurzel ist ein allgemein gebräuchliches Mittel, das kräftigend auf die Verdauungsorgane wirkt. In größeren Mengen wirkt sie abführend. Sie wird bei Durchfällen, Verstopfung und Verschleimung im Unterleib verwendet, aber auch bei Leberleiden und Hämorrhoiden sowie Herzkrampf und schlechter Verdauung, Problemen mit der Magensäure und bei Milzerkrankungen.

Safran

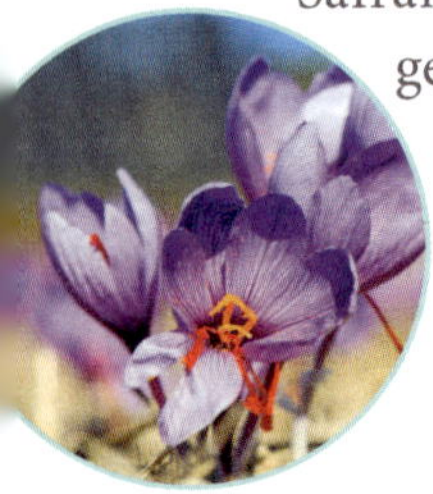

Safran wird aus den Griffeln der Safranblüte, einer Orchideenart, gewonnen. Diese sind dreigeteilt und duften süßlich. Getrocknet werden sie als Gewürz verwendet. Safran enthält Carotinoide, weshalb sich mit Safran gewürzte Gerichte intensiv färben, die aber auch für das Auge wichtig sind. Sie gehören zu den sekundären Pflanzenstoffen und sind die wichtigste

Vorstufe von Vitamin A. In Pflanzen haben sie eine Funktion bei der Fotosynthese und schützen vor den schädlichen Auswirkungen der UV-Strahlen. Unsere Augen benötigen Vitamin A, um Licht in elektrische Impulse umwandeln zu können. Ohne Vitamin A können unsere Augen den Sehfarbstoff Rhodopsin nicht bilden.
In der Homöopathie wird Safran bei Blutandrang und gegen Entzündungen verwendet. Auch bei hormoneller Umstellung in den Wechseljahren oder bei zu Krämpfen neigenden Frauenbeschwerden wird er eingesetzt sowie bei krampfhaftem Gähnen, Augenlidkrampf, Schwermut, Schwindel, Kopfweh und Nasenbluten.

Sennesblätter

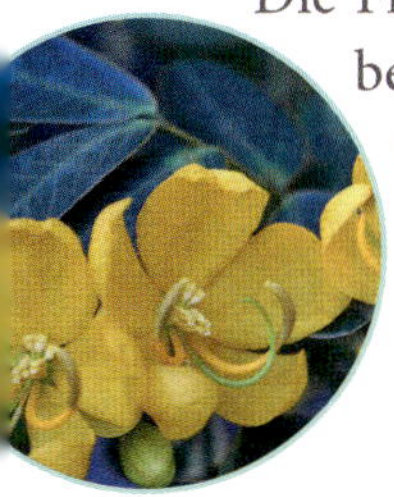

Die Früchte und Blätter der Heilpflanze Senna wirken abführend bei Verstopfung. Die Sennesfrüchte wirken milder als die Blätter. Beide enthalten Sennoside, die wie die Rhabarberwurzel und Aloe als Abführmittel wirken.

Theriak venezian

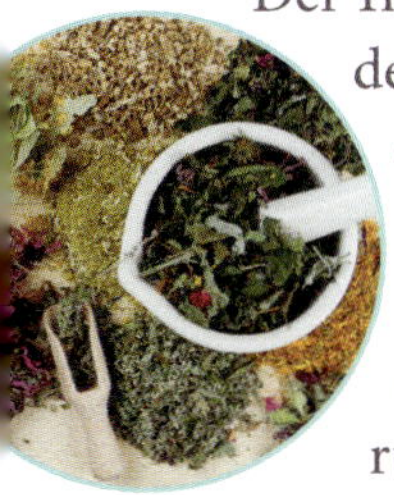

Der Theriak wird manchmal als das Wundermittel unter den Schwedenkräuterzutaten bezeichnet. Es handelt sich nicht um eine einzelne Heilpflanze, sondern sozusagen um eine Kräutermischung in der Kräutermischung. Schon etwa 170 v. Chr. wurde Theriak in einem Gedicht von Nikandros von Kolophon, einem Arzt und Dichter, erwähnt. In den frühen Überlieferungen enthielt dieses Mittel, das vorzugsweise als Gegengift z. B. bei Schlangenbissen verwendet wurde, ca. 50 verschiedene Zutaten. Im Laufe der Jahrhunderte kamen immer mehr hinzu, bis Theriak im Mittelalter etwa 300 verschiedene Kräuter beinhaltete.

Da einige sehr teuer waren, kam es zu Fälschungen, und das Mittel kam in Verruf. Um das Schindluder einzudämmen, durfte Theriak schließlich nur noch von vertrauenswürdigen Personen hergestellt und vertrieben werden. Aus Venedig stammt ein sehr berühmter Theriak, der »Theriak venezian«. Heute werden folgende Zutaten darin verwendet:

- Echter Engelwurz
- Baldrianwurzel
- Ceylonzimtrinde
- Zitwerwurzel
- Kardamom
- Myrrhe
- Honig
- Eisen(II)-Sulfat
- Likörwein

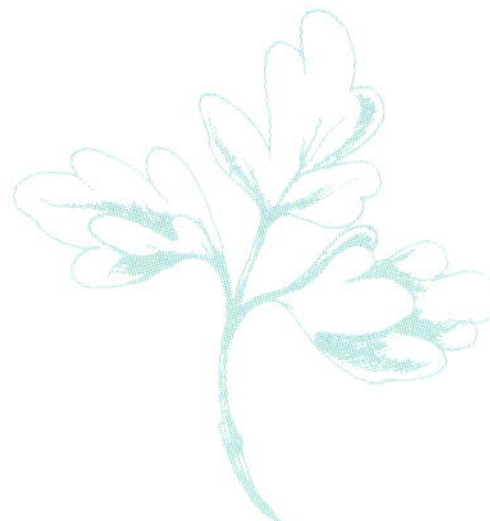

Bis ins 19. Jahrhundert war es üblich, auch Opium für die Theriakherstellung zu verwenden. Dies ist heute nicht mehr zulässig.

Zitwerwurzel

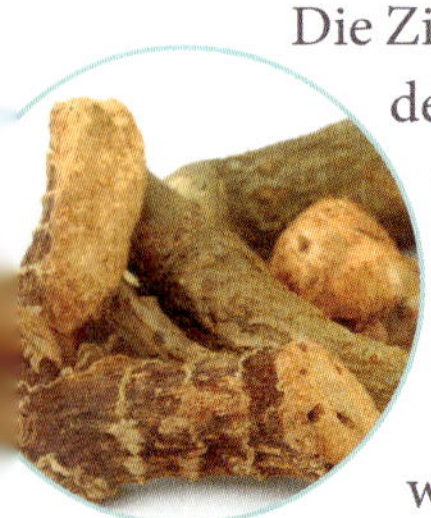

Die Zitwerwurzel ist ein Verwandter des Ingwers und der Kurkuma, der in Asien heimisch ist und in tropischen und subtropischen Gebieten wächst. Der Wurzelstock ist groß und verzweigt. Seine Wirkung ist blutreinigend und krampflösend, er stärkt Galle und Leber, fördert die Bildung von Magensaft, hilft bei Blähungen und Koliken, aber auch bei Herzschwäche, und wird als Gegengift verwendet.

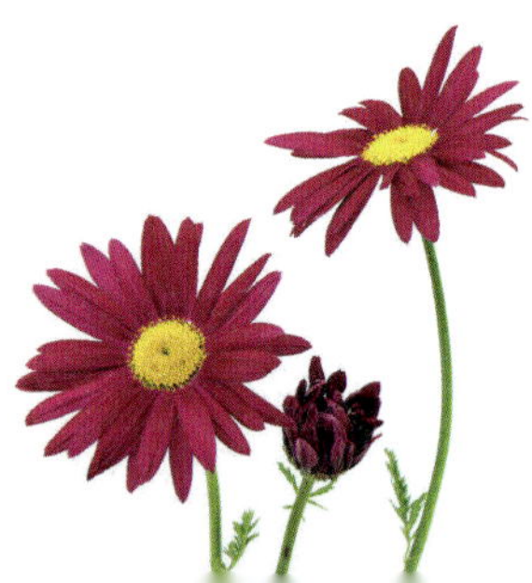

Schöllkraut

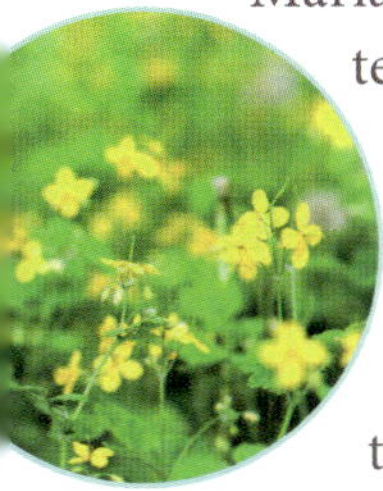

Maria Treben lobte das Schöllkraut sehr als Augenmittel. Den meisten Menschen ist es lediglich als Warzenmittel bekannt. Aber auch ein veralteter Name des Schöllkrautes deutet darauf hin, dass es den Augen dienlich ist: Augenwurz. Leider wird Schöllkraut heute als giftiges Unkraut gesehen. Aus eigener Erfahrung kann ich Ihnen aber sagen, dass es den Augen guttut. Ich empfehle es vor allem bei Kurzsichtigkeit, aber auch bei grauem Star.

Im Zeitalter von Dr. Google kommt man schnell auf Seiten, die richtig Angst machen können, Schöllkraut zu verwenden. Hier schreibt einer vom anderen ab, und viel altes Wissen geht verloren – teils aus Achtlosigkeit, teils auch durchaus bewusst. Denn wo kämen wir denn hin, wenn jeder sich mit Kräutern auskennen würde und sich einfach selbst helfen könnte?

Schöllkrautsaft

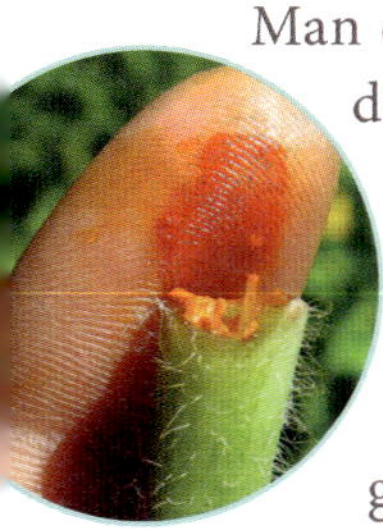

Man erkennt Schöllkraut an seinen eichenblattförmigen Blättern, die an der Unterseite ebenso wie der Stängel leicht behaart sind. Als Heilkraut sind der Stängel und die Wurzeln von Bedeutung, denn in ihnen ist ein gelb-oranger Pflanzensaft enthalten, der Stoffe enthält, die die Augen regenerieren können. Sie können den Saft auspressen und eine sehr kleine Menge auf die geschlossenen Augenlider streichen. Seien Sie behutsam, denn wenn er ins Auge gelangt, brennt es. Ich empfehle diese Anwendung an 2 – 3 Wochentagen über einen Zeitraum von 3 – 4 Monaten. Da Schöllkraut sogar im Winter den Saft in der Wurzel speichert, können Sie damit zu jeder Jahreszeit beginnen.

Tinkturen aus Schöllkraut, die in Apotheken erhältlich sind, sind meiner Erfahrung nach für diese Anwendung nicht geeignet. Wahrscheinlich liegt dies daran, dass sie aus getrockneten Planzenteilen hergestellt werden.

Zinnkraut/Ackerschachtelhalm

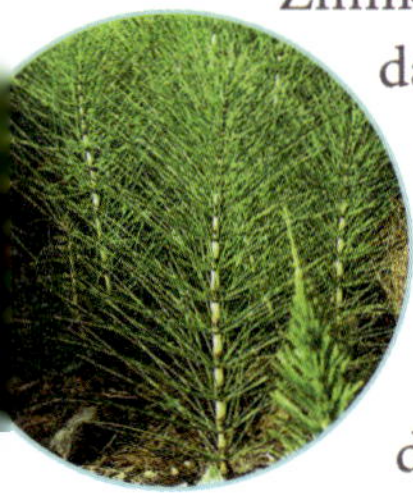

Zinnkraut oder Ackerschachtelhalm unterstützt die Nieren und ist daher ein gutes Heilmittel bei Glaukom. Weil der erhöhte Augeninnendruck durch eine Belastung der Nieren verursacht wird, können Anwendungen mit Zinnkraut sowohl einen chronisch als auch einen akut erhöhten Augeninnendruck senken. Viele meiner Klienten konnten durch das Trinken des Zinnkrauttees ihren Augeninnendruck in den normalen Bereich bekommen.

Zinnkraut wächst auf Äckern und an Waldrändern. Es sieht aus wie kleine Tannenbäume. Die Pflanze enthält u. a. Kieselsäure und wirkt durchblutungsfördernd auf die Nieren. In den Nieren sind auch viele seelische Themen verortet, nicht umsonst sagt man bei Schicksalsschlägen: »Das geht mir an die Nieren.«

Auch vorbeugend können Sie hin und wieder eine dreiwöchige Teekur mit Zinnkraut machen. Am besten eignen sich dafür die Tage, an denen der Mond das Tierkreiszeichen Waage durchläuft. Beachten Sie dabei auch die Tageszeiten, denn jedes unserer Organe hat innerhalb von 24 Stunden jeweils 2 Stunden, in denen es besonders aktiv ist. Die Hochphase der Nieren ist täglich von 17 bis 19 Uhr. Trinken Sie den Tee um 17 Uhr, unterstützen Sie damit die Nieren besonders gut. Nach 19 Uhr fallen unsere Nieren in eine zweistündige Tiefphase, in der der Tee wenig wirken kann. 1 – 2 Tassen Zinnkrauttee am Tag reichen aus.

Zinnkrauttee

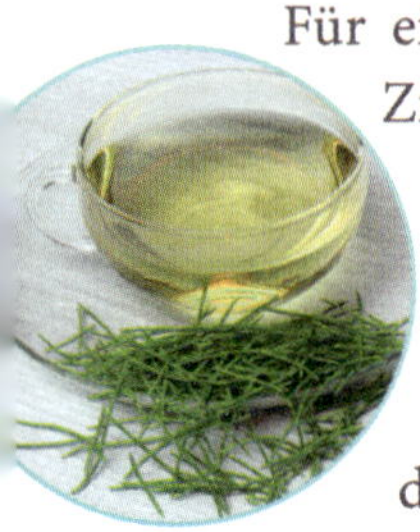

Für eine Tasse Tee überbrühen Sie 1 gehäuften TL getrocknetes Zinnkraut mit 250 ml kochendem Wasser und lassen den Tee 10 – 15 Minuten ziehen.

Die Kieselsäure löst sich nur, wenn das Kraut 20 – 30 Minuten geköchelt wird. Wenn Sie die Kieselsäure nutzen möchten, empfehle ich einen Dampfumschlag mit Zinnkraut an den Nieren.

Zinnkrautsitzbad

Ist der Augeninnendruck akut stark erhöht, hilft das Zinnkrautsitzbad, ihn rasch zu senken. Das ist wichtig, weil ein zu hoher Druck den Sehnerv schädigen kann. Für ein Bad benötigen Sie 100 g getrocknetes Zinnkraut oder 5 Liter frisches Zinnkraut. Bedecken Sie die Kräuter über Nacht in einem Topf mit kaltem Wasser. Am nächsten Tag wärmen Sie den Kräutersud auf Trinktemperatur auf. Seihen Sie die Kräuter ab, und geben Sie die Flüssigkeit in das warme Badewasser. Machen Sie darin ein 20-minütiges Sitzbad. Das Badewasser soll bis über die Nierenregion reichen, aber nicht bis zum Herz. Füllen Sie immer wieder heißes Wasser nach, damit die Temperatur konstant bleibt. Hüllen Sie sich nach dem Bad in ein Badetuch oder einen Bademantel, und legen Sie sich eine Stunde ins Bett und ruhen sich aus. In dieser Phase sinkt der Augeninnendruck sehr schnell, da die Nieren befreit sind.

Der beste Zeitpunkt für dieses Bad ist zwischen 17 und 19 Uhr, da dies die Nierenhochzeit ist.

Breiumschlag mit Zinnkraut

Wenn Sie keine Badewanne haben und die Kräuter frisch sammeln können, sind Umschläge mit Zinnkrautbrei eine gute Alternative. Waschen Sie 5 Liter Kräuter, und zerreiben Sie sie dann auf einem Holzbrett. Den Brei können Sie auf die Nieren auftragen und mit einem Umschlag fixieren. Ruhen Sie während der Anwendung aus.

Dunstumschlag mit Zinnkraut

Nehmen Sie 10 g getrocknetes Zinnkraut, und hängen Sie es über kochendes Wasser, bis es weich wird und heiß ist, damit es seine Heilwirkung abgeben kann. Geben Sie die heißen Kräuter in ein Tuch, und legen Sie den Umschlag über die Nieren. Ruhen Sie sich dabei im warmen Bett aus. Sie können die Anwendung über mehrere Stunden ausdehnen, sogar über Nacht.

Kamille

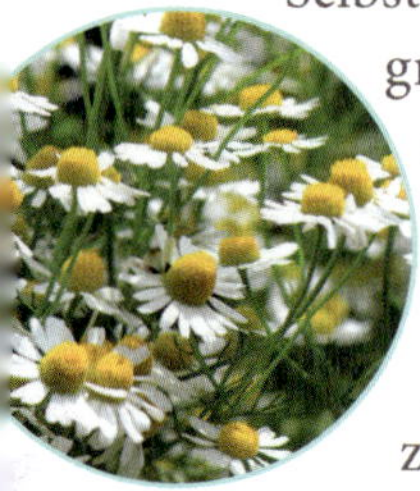

Selbst Kräuterneulingen dürfte die Kamille als Heilpflanze ein Begriff sein. Kamillentee hilft bekanntlich bei Magen-Darm-Beschwerden sehr gut. Aber auch äußerlich kann Kamille z. B. in Form von Augenbädern oder Umschlägen angewendet werden. Die Pflanze hat eine entzündungshemmende und juckreizlindernde Wirkung, weshalb sie bei Bindehautentzündungen angewendet wird. Kamillenumschläge werden von Maria Treben sowohl bei Augenschmerzen als auch bei Bindehautentzündung und entzündeten Augen empfohlen.

Kamillen-Milch-Umschläge

Bringen Sie 250 ml Milch zum Kochen, und gießen Sie sie über 1 EL frische oder getrocknete Kamillenblüten. Lassen Sie die Kamille-Milch-Mischung kurz ziehen, seihen Sie die Blüten ab, und lassen Sie den Sud ein wenig abkühlen. Dann werden mit sauberen Kompressen warme Umschläge auf den geschlossenen Augen gemacht. Sie helfen gegen Augenschmerzen.

Spitzwegerich

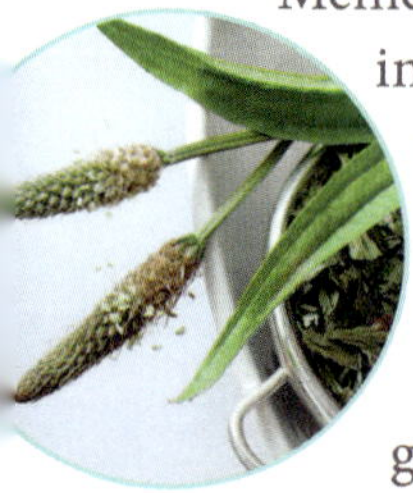

Meine Oma liebte Spitzwegerich. Er wächst an Wegesrändern oder in Gräben, hat eine blutreinigende Wirkung, hilft bei Verschleimung der Lunge bzw. Atemwege und wird auch oft als Wundheilungsmittel angewendet. Wenn mich als Kind ein Insekt gestochen hatte, gab mir meine Oma immer etwas Spitzwegerich, damit ich ihn auf der Hautstelle verrieb. Da Spitzwegerich die Lungen stärkt, ist er hilfreich beim grauen Star. Bei dieser Erkrankung verliert der Betroffene zunehmend an Lebensfreude, Trauer ist in seinem Leben eingezogen – oft infolge eines Schicksalsschlags. Die Trauer ist eng mit den Lungen verbunden und sollte zusätzlich aufgearbeitet werden.

Spitzwegerichtee

Übergießen Sie 1 gehäuften TL Spitzwegerichblätter mit 250 ml kochendem Wasser. Lassen Sie den Tee nur 1 Minute ziehen.

Käsepappel/Malve

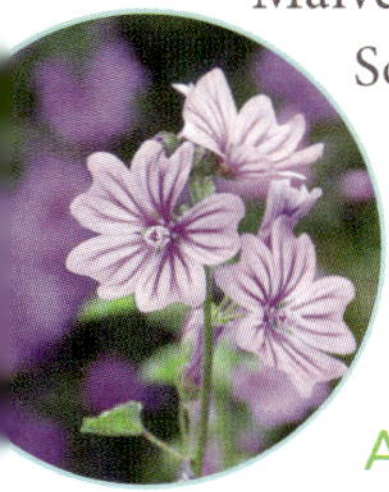

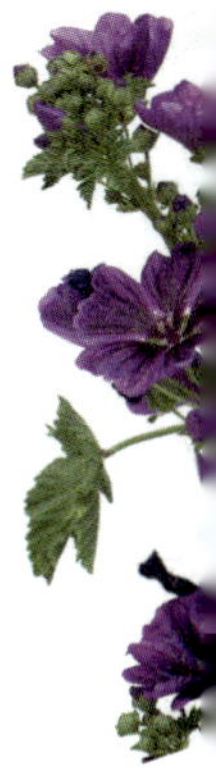

Malven wachsen an Zäunen und Wegesrändern. Sie enthalten Schleim- und Gerbstoffe und wirken daher auf die Schleimhäute unserer Augen, die an der Tränenflüssigkeitsbildung beteiligt sind. Laut Maria Treben helfen Augenbäder und Augenauflagen mit lauwarmem Malventee bei trockenen Augen.

Augenbad mit Malventee

Für ein Augenbad können Sie in der Apotheke eine Augenbadewanne besorgen. Es gibt sie aus Glas und aus Kunststoff. Ich empfehle die Augenbadewannen aus Glas. Gerade, wenn man mit warmen Bädern arbeitet, kann man so sicher sein, dass sich keine Weichmacherstoffe in die Flüssigkeit mischen.
Setzen Sie 2 g Malventee über Nacht mit 200 ml kaltem Wasser an, und erwärmen Sie ihn am nächsten Tag auf Trinktemperatur. Dadurch bleiben die Schleimstoffe enthalten. Geben Sie den Tee in eine Augenbadewanne, und halten Sie sich diese dicht ans Auge. Legen Sie Ihren Kopf in den Nacken, und öffnen Sie die Augen. Wenn Sie möchten, können Sie die Augen dabei auch bewegen.

Kompressen mit Malventee

Der Malventee hat eine entzündungshemmende Wirkung und wird auch zur Heilung kleinerer oberflächlicher Hautentzündungen eingesetzt. Bei trockenen Augen kann es schnell dazu kommen, dass sich die obere Schicht der Hornhaut entzündet, da sie nicht mehr richtig geschützt wird. In diesem Fall eignen sich auch Kompressen mit Malventee, die Sie täglich 2 – 3-mal durchführen können.

Übergießen Sie 2 g Malventee mit 150 ml kochendem Wasser. Lassen Sie den Tee 10 Minuten ziehen, und drücken Sie den Teefilter aus. Lassen Sie den Tee auf Trinktemperatur abkühlen. Tränken Sie dann zwei saubere Kompressen mit diesem Tee, und legen Sie sie für 20 – 30 Minuten auf die geschlossenen Augenlider.

Augentrost

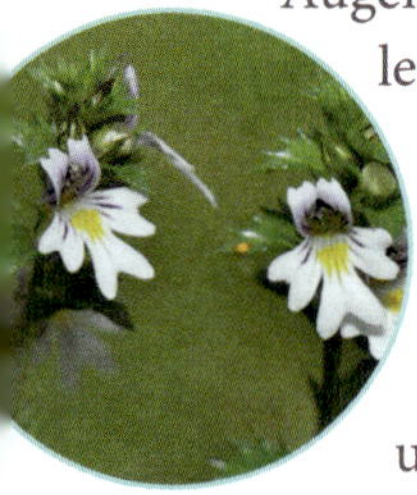

Augentrost ist das wohl bekannteste Heilkraut für die Augen. In vielen Augentropfen und homöopathischen Mitteln ist es enthalten. Es wirkt entzündungshemmend, abschwellend, antibakteriell und kräftigt die Schleimhäute. Es wird bei trockenen Augen, bei Bindehaut- und Lidrandentzündungen eingesetzt. Augentrost wächst vorwiegend auf Wiesen und in Wäldern und ist auch an trockenen Ufern zu finden. Maria Treben empfiehlt bei grauem und grünem Star Umschläge oder Augenbäder mit Augentrosttee.

Augenumschläge mit Augentrost

Um einen Umschlag für die Augen herzustellen, übergießen Sie ½ TL getrockneter Kräuter und Blüten mit 250 ml heißem Wasser. Lassen Sie die Kräuter nur ½ Minute ziehen, der Sud wird sonst zu stark. Tränken Sie gereinigte Kompressen mit diesem Tee, und legen Sie sie aufs Auge. Sie können sie mithilfe eines Waschlappens und einer Augenmaske fixieren. Lassen Sie den Umschlag etwa 15 Minuten auf den geschlossenen Augen.

Augenbad mit Augentrost

Für ein Augenbad lassen Sie den Tee abkühlen und geben ihn dann in die Augenbadewannen. Am besten besorgen Sie sich zwei Augenbadewannen – für jedes Auge eine eigene. Halten Sie die Augenbadewanne ans Auge, öffnen Sie es, und führen Sie einige Augenbewegungen durch. Der Tee muss immer frisch angesetzt werden und darf nicht mehrmals verwendet werden.

Dampfbad mit Augentrost

Mischen Sie 20 g Augentrost, 20 g Baldrian, 10 g Eisenkraut, 30 g Holunderblüten und 20 g Kamille (getrocknet). Verrühren Sie 5 gestrichene EL dieser Mischung mit 500 ml Weißwein, und bringen Sie das Ganze zum Kochen. Nun bedampfen Sie damit Ihre geschlossenen Augen. Die Mischung können Sie in kleine Flaschen abfüllen und kühl stellen.

Eisenkraut

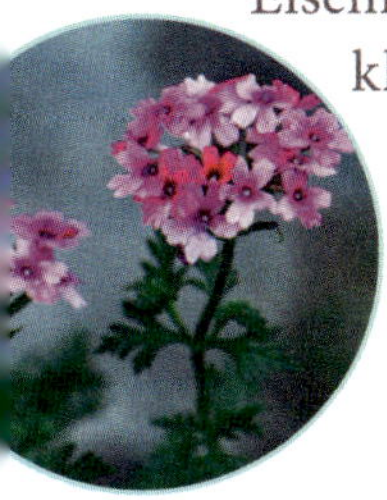

Eisenkraut wächst an Wegesrändern, an Mauern und Ufern. Die kleinen hellrosa Blüten erscheinen von Juni bis September. Eisenkraut ist auch als Balkon- oder Kübelpflanze bekannt. Es hat eine entzündungshemmende und wundheilende Wirkung. Außerdem hilft es, die Nerven zu beruhigen, und wirkt gut gegen Stress.

Holunderblüten

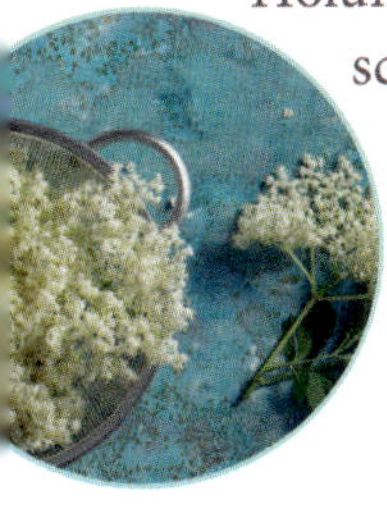

Holunder blüht im Frühling. Ein Aufguss mit den Blüten wirkt schweißtreibend, schleimlösend, senkt Fieber und leitet Giftstoffe aus dem Körper aus. Sein schleimlösender Effekt erleichtert das Abhusten und hilft bei Bronchialkatarrhen.

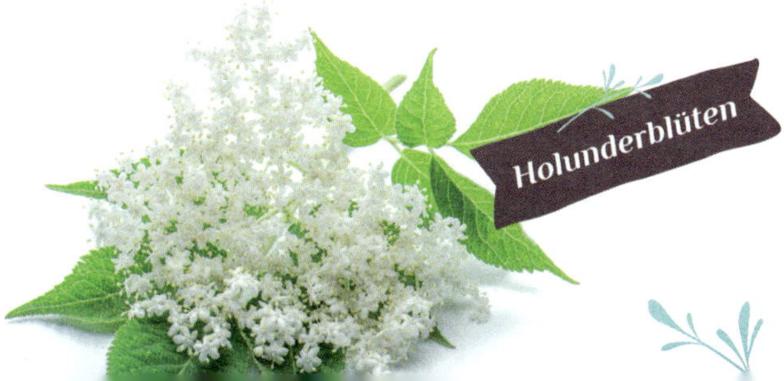

Baldrian

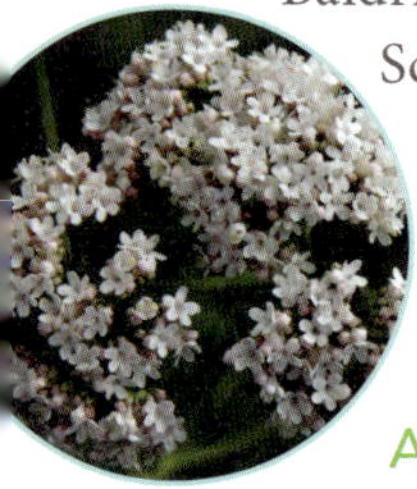

Baldrian gehört zu den bekannteren Heilkräutern, da es in vielen Schlafmitteln oder Beruhigungsmitteln Verwendung findet. Er wächst an Flussläufen. In der Pflanzenheilkunde werden die Wurzeln verwendet, die eine beruhigende und entkrampfende Wirkung haben.

Augenumschlag mit Augentrost-Kräutermischung

Wenn Ihre Augen tränen, kann der ölige Film der Tränenschicht gestört sein. Hier hilft es, abends Leinöl auf die geschlossenen Augenlider zu geben. Es wirkt über Nacht, und nach relativ kurzer Zeit werden die Augen nicht mehr tränen.

Sollten sich nach dieser Anwendung die Tränen morgens anstauen und es nicht zu einer Milderung des Tränenflusses kommen, hilft folgende Kräutermischung, den Überfluss an Tränen zu mildern.

Mischen Sie 10 g Augentrost, 10 g Baldrian, 15 g Benediktenwurz, 10 g Fliederblüten, 15 g Frauenmantel, 20 g Kamille und 10 g Raute (getrocknet). Setzen Sie 30 g von dieser Mischung über Nacht kalt in 1 Liter Wasser an, und erhitzen Sie das Ganze am nächsten Tag bis zur Siedegrenze. Rühren Sie den Kräutersud um, und lassen Sie ihn 3 Minuten ziehen. Seihen Sie den Sud ab, und lassen Sie ihn abkühlen. In den noch warmen Absud tauchen Sie einen sauberen Wachlappen und legen ihn auf die geschlossenen Augen. Wiederholen Sie das ein paarmal innerhalb einer halben Stunde. Im Anschluss bedecken Sie die Augen mit einem trockenen Handtuch und gönnen sich noch etwas Zeit zum Ruhen.

Benediktenwurz

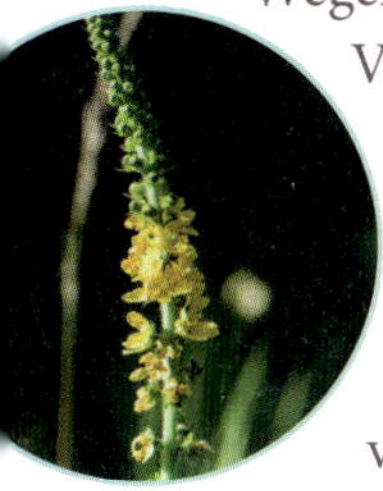

Wegen ihrer großen Heilwirkungen bekam der Nelkenwurz den Volksnamen Benediktenwurz. Der obere Teil des Blattes ist meist dreiteilig, die gelben Blüten haben fünf Blütenblätter, und die Samen sehen aus wie kleine Stachelkugeln. Junge Blätter können im Frühling in den Salat gemischt werden, ältere Blätter können Sie in Gemüsegerichten als Würzung verwenden. Heilwirkung bei Augenschmerzen und Kopfweh hat die Wurzel.

Fliederblüten

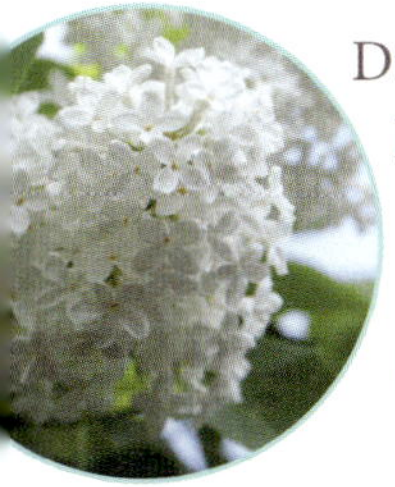

Die Blüten des Flieders haben einen intensiven Duft, der in der Regel als angenehm empfunden wird. Wenn Sie die Fliederblüten als Tee zubereiten, ist dieser allerdings bitter. In der Mischung des Augenumschlages helfen die Inhaltstoffe der Fliederblüten gegen Schmerzen.

Frauenmantel

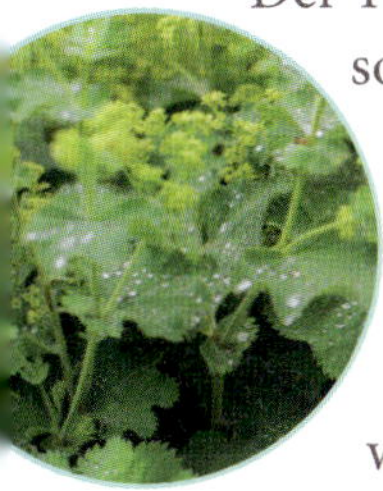

Der Frauenmantel besitzt kelchförmige, gezackte Blätter. Ein besonderes Merkmal sind die Wassertropfen, die sich über Nacht auf den Blättern bilden. Als Heilpflanze ist Frauenmantel bedeutend für alle Frauenleiden, aber er hilft auch den Augen. Er wirkt blutbildend und blutreinigend, blutstillend, krampflösend und beruhigend sowie entzündungshemmend. Daher wird Frauenmantel auch bei Bindehautentzündung, Lidrandentzündung und Augenschwellungen angewendet. Die entzündungshemmende Wirkung besitzt die Pflanze aufgrund ihrer Gerbstoffe.

Raute

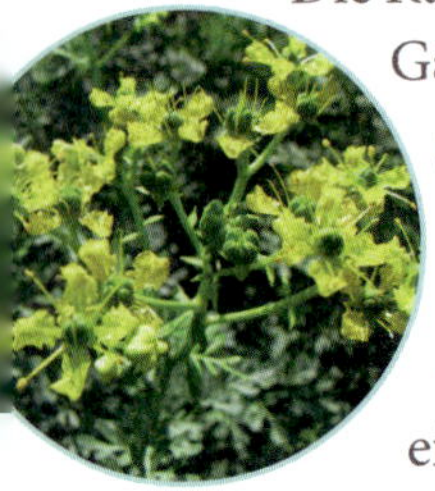

Die Raute wächst auf sonnigen, steinigen Hügeln, wird aber auch für Gärten gezogen und blüht von Juni bis August mit auffälligen gelben Blüten. Die Blätter werden als Rautenkraut bezeichnet. Sie haben einen unangenehmen Geruch, der sofort in den Kopf steigt. Sie wirken entkrampfend und werden bei Wechseljahresbeschwerden und Krämpfen im Magen-Darm-Trakt eingesetzt.

Bärlauch

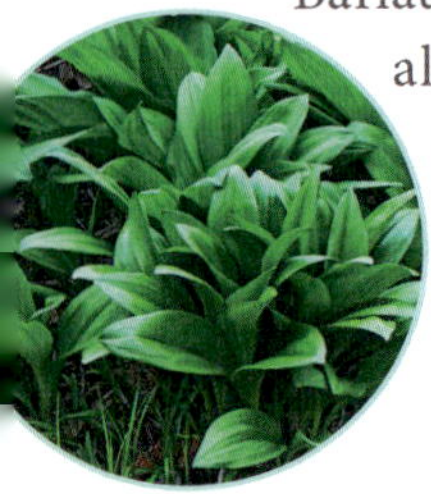

Bärlauch hat eine stark reinigende Wirkung auf das Blut. Er hilft bei allen Augenerkrankungen des Augenhintergrundes. Man kann ihn als Gewürz frisch ins Essen geben, er eignet sich aber auch für die Zubereitung von Suppen, Soßen oder Salaten.

Schafgarbe

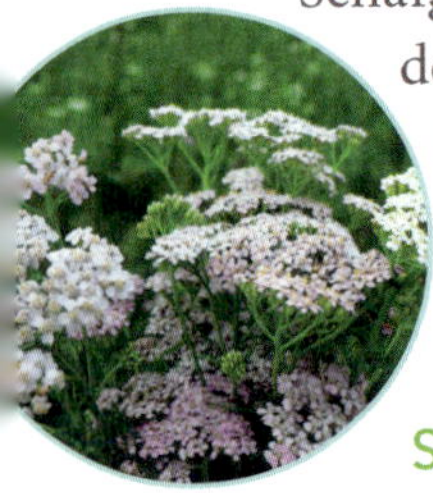

Schafgarbe wächst überall an Wegesrändern, in Gräben und auf Feldern. Sie hat eine positive Wirkung auf den Unterleib und hilft bei vielen Frauenbeschwerden. Maria Treben empfiehlt die Pflanze bei tränenden Augen und stechenden Augenschmerzen.

Schafgarbentee nach Dr. med. Lutze

Übergießen Sie 1 gehäuften TL Schafgarbe mit 250 ml kochendem Wasser. Lassen Sie den Tee nur 1 Minute ziehen, und trinken Sie ihn heiß und schluckweise.

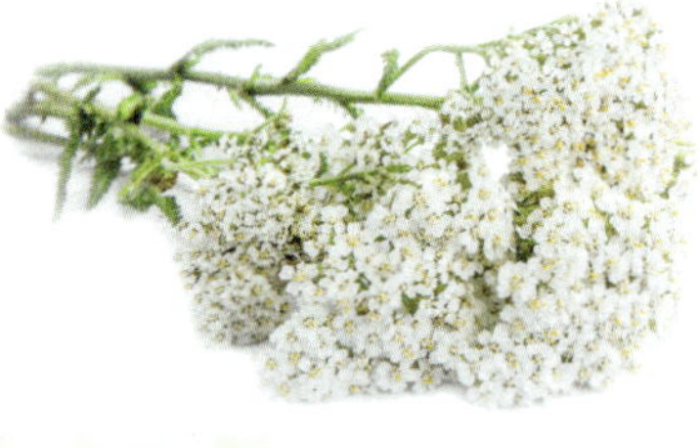

Löwenzahn

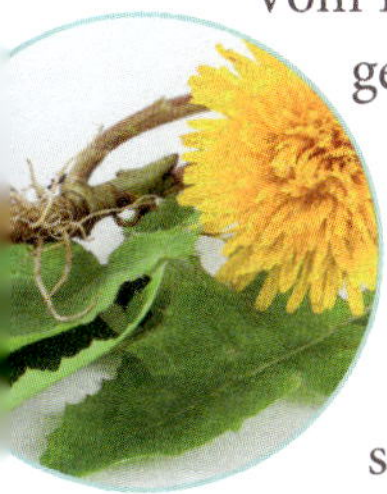

Vom Löwenzahn können nicht nur die Blätter, sondern auch Stängel, Wurzeln und Blüten verwendet werden. Er enthält Bitterstoffe, die sich positiv auf die Leber- und Gallenfunktion auswirken. Daher hilft die Pflanze bei Altersweitsichtigkeit. Die Blätter sollten gesammelt werden, bevor der Löwenzahn blüht, während die Stängel auch während der Blütezeit gesammelt werden können. Die Wurzeln erntet man im Frühling oder im Herbst. Löwenzahn unterstützt auch die Milz bei einer Funktionsschwäche, deshalb ist er ein wichtiges Heilkraut bei Maculadegeneration. Löwenzahnwurzeln reinigen das Blut. Maria Treben empfiehlt, einen Tee aus ihnen zuzubereiten.

Löwenzahntee

Setzen Sie über Nacht 1 gehäuften TL der Löwenzahnwurzeln mit 250 ml kaltem Wasser an. Am Morgen erhitzen Sie den Ansatz und seihen ihn anschließend ab. Teilen Sie den Tee in zwei Portionen, und trinken Sie sie jeweils eine halbe Stunde vor und nach dem Frühstück.

Löwenzahnstängel

Maria Treben rät bei Diabetes dazu, täglich 5 – 10 Löwenzahlstängel zu essen. Da einige Augenveränderungen durch Diabetes hervorgerufen werden, kann Löwenzahl bei ihnen helfen.

Augenwaschungen mit Löwenzahnaufguss

Zur Augenpflege waren früher Aufgüsse von Löwenzahn sehr verbreitet. Sie brauchen dafür jeweils 1 Handvoll Löwenzahnwurzeln und -blätter. Setzen Sie die Hälfte davon über Nacht in 1 Liter kaltem Wasser an, und wärmen Sie das Ganze am nächsten Morgen auf Trinktemperatur auf. Drücken Sie vor dem Abseihen die Löwenzahnrückstände aus. Überbrühen Sie nun die andere Hälfte der

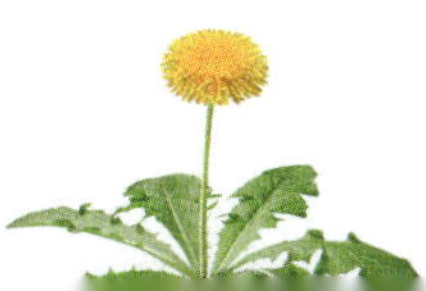

Mischung mit 1 Liter heißem Wasser. Seihen Sie den Sud ab, und mischen Sie ihn mit dem Kaltauszug. Durch diese Verarbeitung werden alle Heilstoffe aus der Pflanze extrahiert. Waschen Sie mit dem Aufguss Ihr Gesicht und Ihre geschlossenen Augenlider.

Ehrenpreis

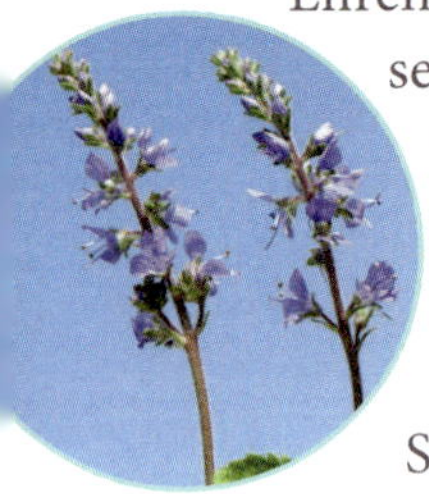

Ehrenpreis wächst vor allem an Wegesrändern, auf trockenen Wiesen am Waldesrand und auch auf Heideflächen. Die Blätter und Blüten sind eisen- und vitaminreich. Die Pflanze wirkt positiv auf Nerven und Gedächtnis, aber auch bei Leber-, Galle- und Milzproblemen kann sie verwendet werden. Die Leber ist in der chinesischen Medizin das Ursprungsorgan unserer Augen. Störungen von Leber und Galle wirken sich daher negativ auf das Sehen aus, und verschwommenes Sehen, aber auch alle Fehlsichtigkeiten, Kurzsichtigkeit, Weitsichtigkeit und vor allem Altersweitsichtigkeit, sind die Folge. Ehrenpreis wirkt blutreinigend und hilft bei Arterienverkalkung. Daher ist er auch ein gutes Heilmittel bei allen Augenerkrankungen des hinteren Augenabschnittes. Da Ehrenpreis sich wohltuend auf die Milz, den Magen und den Darm auswirkt, ist er hilfreich bei Maculadegeneration, denn sowohl die Nährstoffverwertung in Magen und Darm als auch eine funktionstüchtige Milz sind Grundvoraussetzungen für eine gute Versorgung der Augen mit Nährstoffen.

Leber-, Galle- und Milztee mit Ehrenpreis

Mischen Sie jeweils 5 g Wegwartenblüte und Waldmeister sowie jeweils 10 g Löwenzahnwurzeln und Ehrenpreis. Überbrühen Sie 1 gehäuften TL von dieser Mischung mit 250 ml Wasser. Trinken Sie über den Tag verteilt 2 Tassen davon.
Da dieser Tee Waldmeister enthält, sollten Sie ihn wohldosiert anwenden und nicht über einen längeren Zeitraum.

Waldmeister

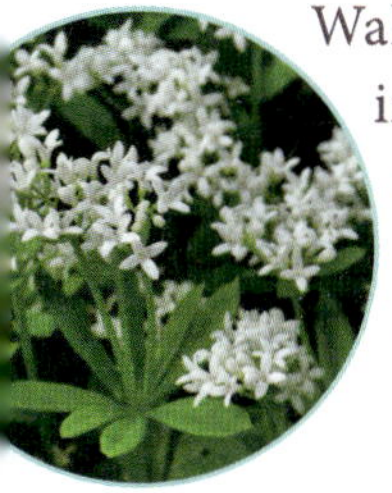

Waldmeister ist weit verbreitet und wächst in Wäldern, aber auch in Gärten findet man ihn häufig. Er ist ebenfalls ein Heilkraut zur Blutreinigung, wirkt antiseptisch, schweiß- und harntreibend und regt den Gallensaft an. Er sollte aber nicht dauerhaft verwendet werden.

Wegwartenblüte

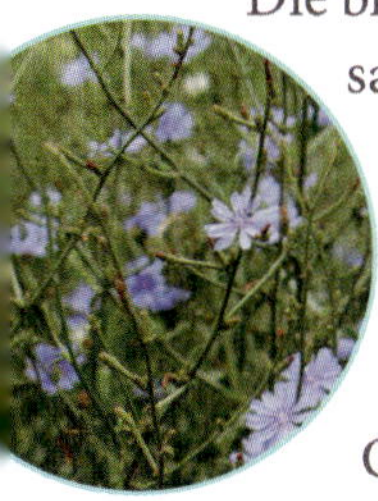

Die blauen Blüten der Wegwarte können von Juli bis September gesammelt werden. Die Wegwarte wächst, wie der Name schon sagt, am Wegesrand. Sie enthält Bitterstoffe, Cholin, Eisen, Folsäure, Gerbstoffe, Inulin, Kalium, Selen, Vitamin B, Vitamin C und Zink. All diese Nährstoffe sind wichtig für eine gesunde Augenfunktion. Wegwarte hilft auch der Leber, der Galle, der Milz und der Bauchspeicheldrüse und wird bei Augenentzündungen sowie bei rheumatischen Beschwerden eingesetzt. Gerade die Uveitis geht oft mit rheumatischen Beschwerden einher. Deshalb ist diese Teemischung dagegen sehr empfehlenswert.

Kalmus

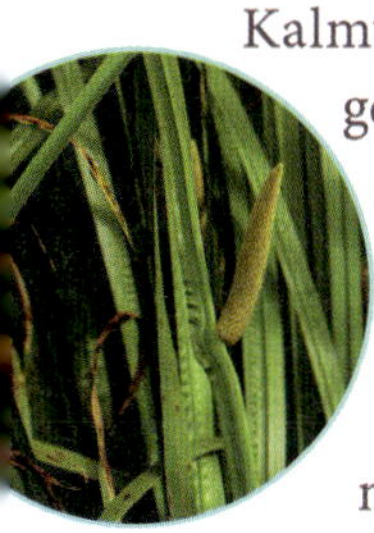

Kalmus ist eine schilfartige Wasserpflanze mit schwertförmigen Blättern, die an kleinen Seen und in sumpfigen Gebieten gedeiht. Die Wurzeln werden bis zu einen Meter lang und riechen sehr aromatisch. Sie werden im Frühjahr oder im Herbst ausgegraben, gesäubert, zerkleinert und getrocknet.

Laut Maria Treben werden schwache Augen gestärkt, wenn man den frisch gepressten Saft der Kalmuswurzel öfter über die geschlossenen Augenlider streicht. Man soll den Saft einige Minuten einwirken lassen und dann mit kaltem Wasser nachspülen. Ansonsten wirkt Kalmus stärkend auf Leber, Galle, Milz und

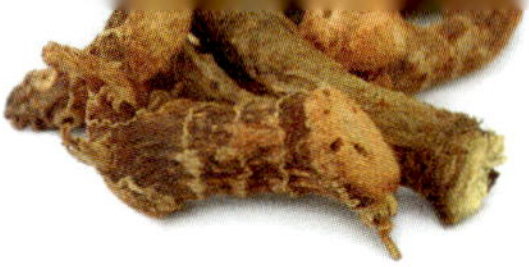

Bauchspeicheldrüse. Daher hilft er bei Maculadegeneration, Veränderungen der Augen durch Diabetes sowie allen Fehlsichtigkeiten. Da der frische Saft auch die Nieren stärkt, ist er auch bei grünem Star einsetzbar.

Goldrute

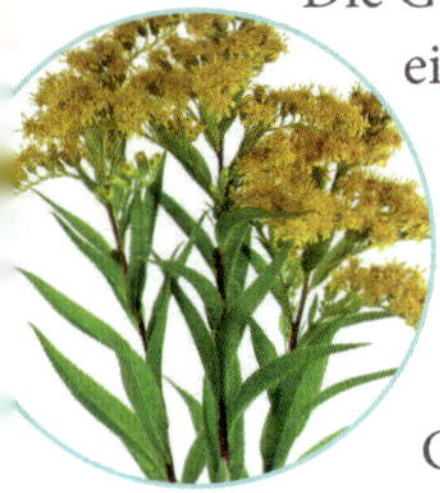

Die Goldrute findet man am Waldrand und in Wassergräben. Sie ist ein ganz besonderes Heilmittel, denn sie wirkt sich positiv auf die Seele und auf die Verarbeitung schmerzhafter Lebensthemen aus. Alle seelischen Belastungen können zu Augenveränderungen führen, – denn sie »gehen uns an die Nieren«. Die Nierenenergie beeinflusst unsere Lebenskraft, und die Goldrute hilft den Nieren, sich zu regenerieren.

Mischtee für Nieren und Seelenheil

Mischen Sie 5 g Goldrute, 5 g Labkraut und 5 g gelbe oder weiße Taubnessel (getrocknet). Übergießen Sie 1 gehäuften TL dieser Mischung mit 250 ml kochendem Wasser. Lassen Sie den Tee 1 Minute ziehen.

Labkraut

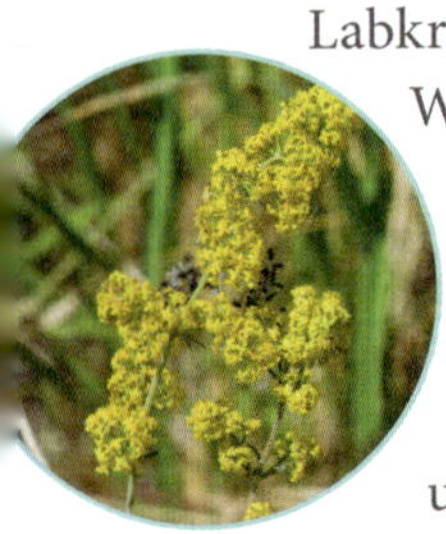

Labkraut wächst bis in Höhen von etwa 1900 Metern, vor allem auf Weideflächen und Dünen, an Wegesrändern und in Heidegebieten. Die blühenden Sprossenspitzen werden verwendet, denn sie enthalten Labenzym, ätherische Öle, Säuren, Fette und Vitamin C. Labkraut hat eine stark reinigende Wirkung auf die Nieren, die Leber, die Bauchspeicheldrüse, die Milz und das ganze Lymphdrüsensystem. Dadurch hilft es bei Augenerkrankungen infolge von Diabetes, Glaukom, Altersweitsichtigkeit, Maculadegeneration und allen Netzhauterkrankungen.

Weiße und gelbe Taubnessel

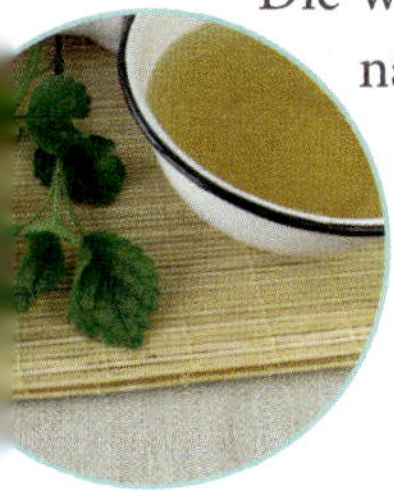

Die weiße und die gelbe Taubnessel oder Goldnessel wachsen auf nährstoffreichen und feuchten Böden am Waldrand. Verwendet werden ihre Blätter und Blüten sowie die Triebspitzen. Sie wirkt schleimlösend und entzündungshemmend.

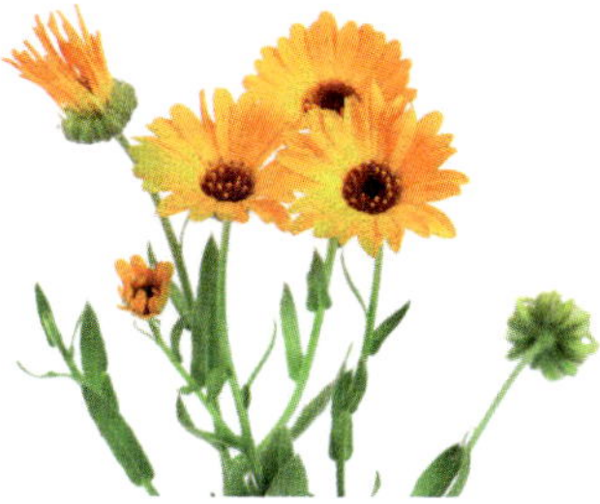

Ringelblume

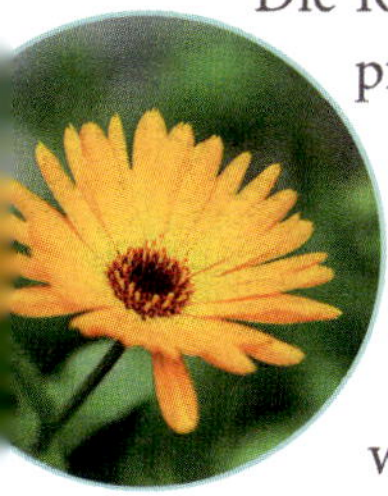

Die Ringelblume ist wohl eine der heute noch bekanntesten Heilpflanzen – auch unter nicht Kräuterkundigen. Man sollte sie nur bei strahlendem Sonnenschein pflücken, denn dann hat sie ihre größte Heilwirkung. Ringelblumentee kann, anders als einige andere Heilkräutertees, bedenkenlos über längere Zeit getrunken werden. Die Pflanze wirkt blutreinigend, wundheilend, schmerzlindernd und sogar pilzhemmend. Sie hilft der Leber und stärkt die Sehkraft. Ein Augenbad mit Ringelblumentee empfiehlt sich bei Kurzsichtigkeit, Weitsichtigkeit, Hornhautverkrümmung und Altersweitsichtigkeit.

Augenbad mit Ringelblume

Für das Augenbad benötigen Sie eine Augenbadewanne, am besten aus Glas. Sie brauchen nur wenig Flüssigkeit dafür, trotzdem empfehle ich, den Tee immer frisch zuzubereiten. Reste können Sie trinken. Für eine Tasse brühen Sie 1 gehäuften TL getrocknete oder 2 TL frische Ringelblumen mit 250 ml kochendem Wasser auf. Lassen Sie den Tee etwa 5 Minuten ziehen. Seihen Sie die Kräuter ab, und lassen Sie den Tee lauwarm werden, bevor Sie ein Augenbad damit machen.

Blutreinigungstee nach Maria Treben

Diese Teemischung reinigt laut Maria Treben das Blut. Da viele Augenerkrankungen wie Maculadegeneration auf eine schlechte Versorgung des Auges mit Nährstoffen und Verschlackungen im Blut zurückzuführen sind, empfehle ich diese Mischung bei allen Augenerkrankungen, an denen der Augenhintergrund beteiligt ist.

Mischen Sie 100 g Ringelblumen, 35 g Schafgarbe und 35 g Brennnessel, und überbrühen Sie 2 g dieser Mischung mit 250 ml kochendem Wasser. Lassen Sie den Tee 10 – 15 Minuten ziehen, und trinken Sie alle 20 Minuten einen Schluck davon.

Heilkräutertees sollten Sie nur für etwa 3 Wochen trinken. Danach ist es ratsam, den Tee zu wechseln, damit es nicht zu Nebenwirkungen kommt. Diesen Tee sollten Sie nur 3 Wochen lang anwenden oder, wenn Sie dem Rhythmus der Natur folgen, immer nur an Neumondtagen, an denen der Körper stark auf Reinigung und Entgiftung eingestellt ist.

Brennnessel

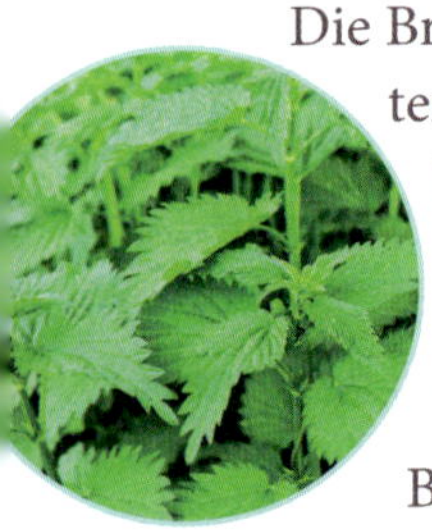

Die Brennnessel ist in den letzten Jahren wieder zu einem geschätzten Heilkraut geworden. Auch wenn so mancher sie noch als Unkraut bekämpft – jeder Gärtner weiß, dass sich mit Brennnesseljauche ein hervorragendes Nährmittel für Pflanzen aus ihnen zubereiten lässt. In der Kräuterheilkunde wird die Brennnessel zur Entgiftung und Entschlackung benutzt. Eine Brennnesselkur befreit im Frühling von Müdigkeit durch Eisenmangel, denn die Pflanze enthält viel Eisen und hilft somit auch der Blutbildung. Sie reinigt das Blut und unterstützt die Nierentätigkeit.

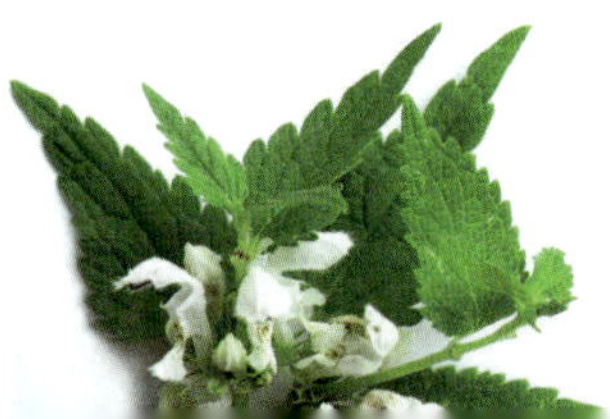

Brennnesseltee

Überbrühen Sie 3 g frische Brennnesselblätter (oder -stängel) mit 250 ml heißem Wasser. Lassen Sie den Tee abgedeckt ca. 5 Minuten ziehen, seihen Sie ihn ab, und trinken Sie ihn schluckweise.

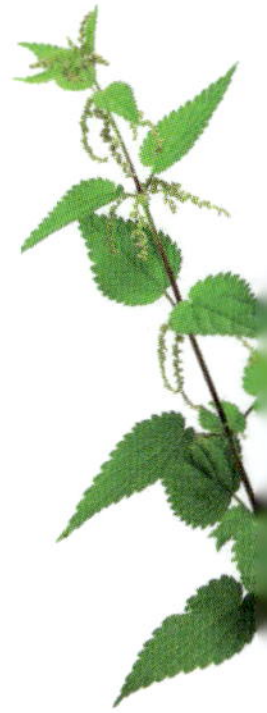

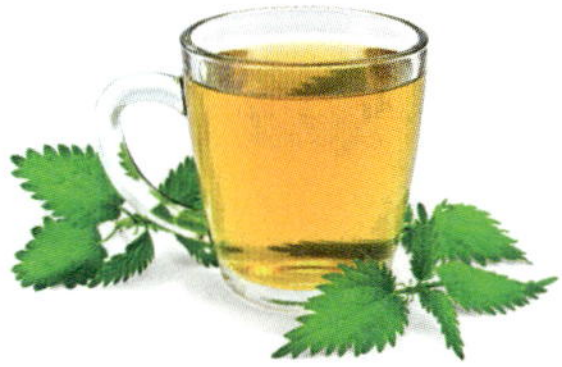

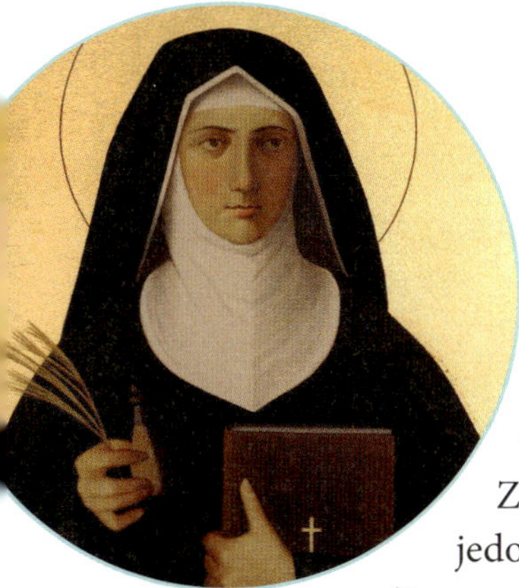

Hildegard von Bingen

Hildegard von Bingen war eine Nonne im 12. Jahrhundert, die viel Wissen und Erfahrung über die Kräuterheilkunde zusammentrug. Da das medizinische Vokabular zu ihrer Zeit ein ganz anderes war, sind ihre Rezepturen jedoch nicht immer leicht nachzuvollziehen. Im Zusammenhang mit den Augen gibt sie oft als Heilwirkung an: »Macht die Augen klar und reinigt die Körpersäfte.«

Das »Reinigen der Körpersäfte« war für sie die wichtigste Voraussetzung für die Augengesundheit. Eine »Verdunklung der Augen« führte sie auf »schlechte Körpersäfte« zurück. Diese »Körpersäfte«, also Blut und Lymphflüssigkeit, befinden sich auch im Auge und nähren es. Daher ist es tatsächlich wichtig, sich auch um sie zu kümmern.

Nur wenn die Augen gut versorgt sind, genügend feinstoffliche und grobstoffliche Energie erhalten, können sie klar sehen. Die feinstoffliche Nahrung sind das Licht und die Energien, die wir mit den Augen wahrnehmen, sowie das innere Licht, das wir Menschen besitzen. Die grobstoffliche Energie betrifft die Versorgung unseres Auges mit Nährstoffen durch Blut und Lymphflüssigkeit bzw. durch den Tränenfilm sowie den Abtransport schädlicher Stoffe.

Ingwer

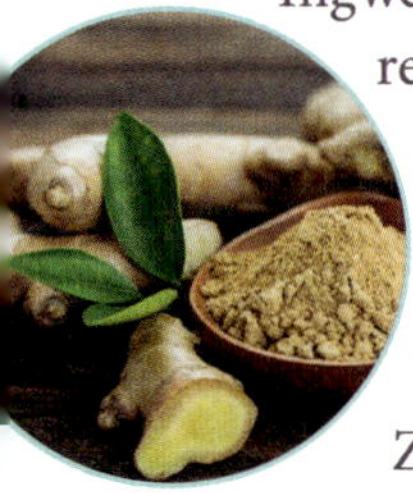

Ingwer besitzt mehr als 150 verschiedene Inhaltsstoffe, unter anderem Eisen, viele Vitamine und ätherische Öle. Die heilige Hildegard empfiehlt Ingwer bei geschwürigen, eitrigen und trüben Augen.

Ingwerwein

Zerstoßen Sie Ingwer, und geben Sie ihn in ein Tuch, das Sie zubinden. Dieses legen Sie in Wein, bis dieser vom Ingwer scharf wird. Den Ingwerwein tragen Sie abends vor dem Schlafengehen um die Augenlider herum auf. Es ist nicht bedenklich, wenn etwas davon ins Auge gerät. Der Wein hilft gegen Entzündungen und Trübungen.

Ingwerweingemisch

Für dieses Rezept mischen Sie die gleiche Menge Saft von Raute und Ysop und dreimal so viel vom Ingwerwein (also z. B. 20 ml Rautensaft, 20 ml Ysopsaft und 60 ml Ingwerwein). Diese Flüssigkeit bewahren Sie am besten in einem Tongefäß auf, damit sie haltbar bleibt. Tragen Sie sie abends vor dem Schlafengehen um die Augen und auf die geschlossenen Lider auf. Das ist förderlich bei grauem Star und bei Glaskörpertrübung.

Ysop

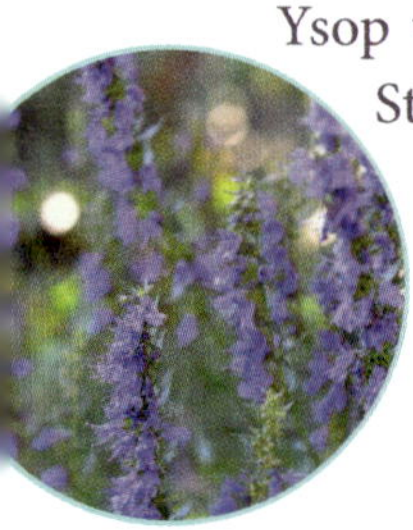

Ysop wächst auf trockenen Böden und bevorzugt einen sonnigen Standort. Die Pflanze enthält den Farbstoff Hyssopin, Gerb- und Bitterstoffe sowie ätherische Öle. Ysop wirkt entzündungshemmend, krampflösend und auswurffördernd und hilft bei Augenschmerzen.

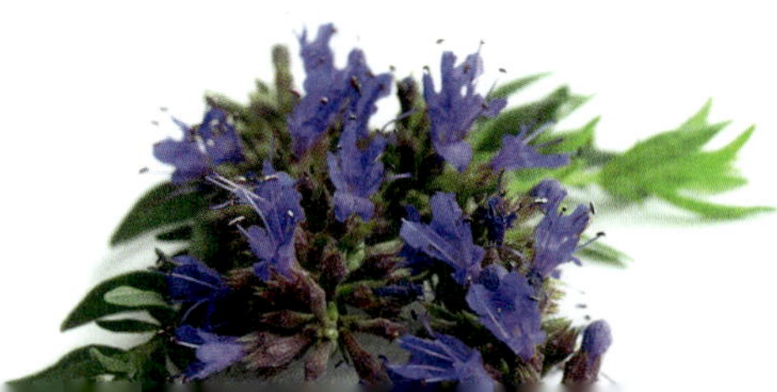

Salbei

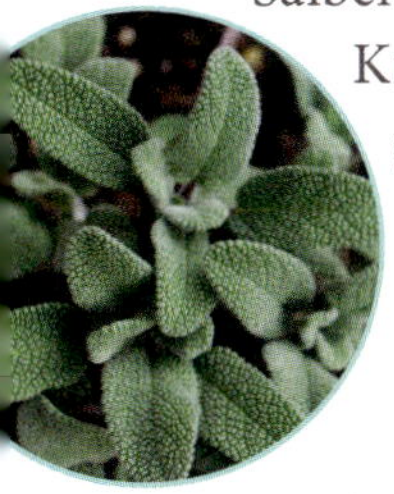

Salbei kennt man als Teezubereitung bei Halsschmerzen. In vielen Kräutergärten ist er zu finden. Die Blätter werden frisch oder getrocknet als Gewürz, als Tee oder als Aufguss verwendet. Die Pflanze hat eine entzündungshemmende, antibakterielle und antivirale Wirkung und hilft bei Augenentzündungen. Auch gegen Pilze ist Salbei wirksam.

Salbei-Rauten-Andorn-Mischung

Zerreiben Sie 1 Teil Raute, 2 Teile Salbei und 4 Teile Andorn behutsam im Mörser, damit der Saft austritt. Diesen vermischen Sie mit Eiklar und verteilen diese Mischung abends auf der Stirn bis zu den Schläfen. Laut der heiligen Hildegard zieht die Raute die Säfte aus dem Körper, die den Augen schaden, hilft der Salbei zur Austrocknung und heilt Andorn, wenn die Säfte entfernt sind. Das Eiklar sorgt dafür, dass die einzelnen Kräuter nicht gegeneinander wirken und ein wenig gemildert werden, da sie alle sehr heilkräftig sind.

Rautensaft

Mischen Sie Rautensaft mit doppelt so viel dickflüssigem Honig und einem Schuss gutem Weißwein. Das Gemisch streichen Sie auf eine Scheibe Weizenbrot und binden diese über Nacht mit einem Tuch auf die Augen. Das hilft bei grauem Star und Glaskörpertrübung.

Andorn

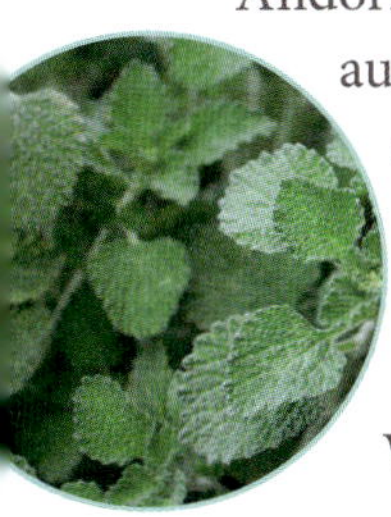

Andorn wächst an Wegesrändern und auf kargen Böden. Er kommt aus dem Mittelmeerraum und wurde schon bei den alten Griechen geschätzt. Der Stängel ist vierkantig, innen hohl und außen filzig behaart. Die Blüten sind weiß und kugelförmig. Andorn wirkt blutbildend und entzündungshemmend und hilft äußerlich eingesetzt auch gegen Geschwüre und andere Wunden, die schlecht heilen.

Echter Bertram

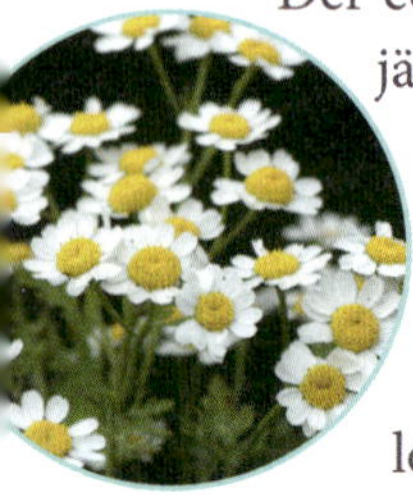

Der echte oder römische Bertram ist mehrjährig. Es gibt auch einjährigen deutschen Bertram, der allerdings nicht so stark wirkt. Die Heilpflanze wächst an steinigen, trockenen Stellen mit viel Sonne und sieht aus wie Kamille. An der Unterseite der Blüten kann man beide unterscheiden, denn Bertram ist dort rötlich-lila gefärbt, die Kamille weiß. Und während Kamillenblüten intensiv-aromatisch riechen, riecht Bertram scharfwürzig. Er wirkt bei Anämie, Vitamin-B12-Mangel, unterstützt die Regeneration der Darmflora und die Blutreinigung. Verwendet wird die Wurzel, die zu Pulver zermahlen wird. Bertram hilft der Verdauung, damit die Nährstoffe optimal vom Körper aufgenommen werden. Deswegen kann er bei Maculadegeneration und allen anderen Netzhauterkrankungen eingesetzt werden – am besten schon vorbeugend. Auch bei Glaskörper- und Linsen- (grauer Star) sowie Hornhauttrübung unterstützt Bertram die Reinigung. Am besten wenden Sie ihn als Gewürz in Speisen an. Er schmeckt sowohl im Müsli als auch in gekochten Speisen. Hildegard empfiehlt, ihn pur auf einem Stück Dinkelbrot zu essen.

Süßholz

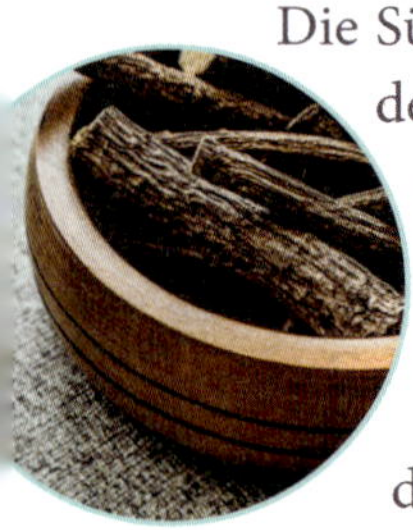

Die Süßholzwurzel wird gegen Bakterien, Pilze und Viren verwendet. Sie heilt und schützt die Schleimhäute. Daher ist sie auch ein gutes Magenmittel. Aber Süßholz hat nicht nur eine physische Wirkung – es beeinflusst ganz besonders das emotionale Wohlbefinden und bringt Sanftmut im Umgang mit sich selbst und dadurch auch einen gelasseneren Umgang mit den Mitmenschen. Die Inhaltsstoffe der Süßholzwurzel bewirken Entspannung und helfen, sich selbst so anzunehmen, wie man ist. Süßholzwurzel bringt den weichen Kern eines Menschen wieder zum Vorschein, der durch Verletzungen im Kindesalter zum

Schutz vor der Außenwelt eingekapselt wurde. Gerade das Thema Selbstwert ist bei kurzsichtigen Menschen bestimmend. Oft wirken diese Menschen wie »eingefroren«, aber die scheinbare Gefühlskälte täuscht. Hinter der fast unnahbaren Fassade eines Kurzsichtigen, der sich auch gern hinter seiner Brille versteckt, wartet eine zarte Seele darauf, dass sie ausbrechen darf. Die Verletzungen, die der Kurzsichtige im Kleinkindalter erfahren hat, können durch Situationen, in denen sich der Erwachsene angegriffen fühlt, getriggert werden und sich auch in Wut und Aggression äußern. Durch die Einnahme von Süßholzwurzel kann diese Emotion heilen, und der Betroffene lernt, Geschehenes anzunehmen. Die Muskeln, auch die Augenmuskeln, entspannen sich. Laut der heiligen Hildegard macht Süßholz die Augen hell und klar. Es hilft auch bei Blutarmut und kann bei grauem Star, Glaskörperdegeneration mit Glaskörperschrumpfung sowie bei Veränderungen des Augenhintergrundes hilfreich sein.

Süßholztee

Überbrühen Sie 1 gehäuften TL geriebene Süßholzwurzel mit 250 ml kochendem Wasser. Lassen Sie den Tee 10 – 15 Minuten ziehen. Es entsteht ein süßes, nach Lakritz schmeckendes Getränk.

Muskatnuss

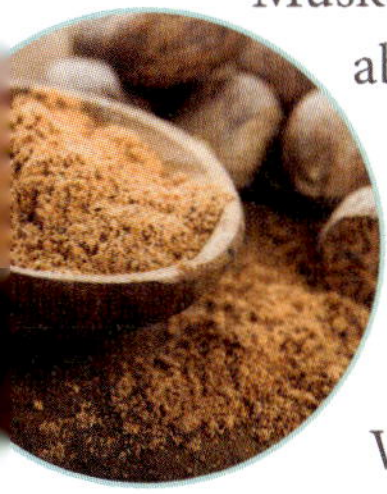

Muskatnuss ist ein bekanntes Gewürz vor allem für Suppen, hat aber auch eine positive Wirkung auf unsere Augen – denn sie öffnet das Herz und abgestumpfte Sinne. Hildegard sagt, sie beruhigt jede Bitterkeit des Herzens, hilft also, alte Verletzungen zu heilen, deretwegen wir die Welt nicht vollständig wahrnehmen wollen. Muskatnuss kann bei Kurzsichtigkeit, Weitsichtigkeit und Hornhautverkrümmung eingesetzt werden, aber auch bei allen Augenkrankheiten infolge einer Veränderung des Blutes sowie bei grauem Star – bei dem die Lebenssicht sich eintrübt und der Frohmut verloren gegangen ist.

Muskatnusskekse

Vermischen Sie geriebene Muskatnuss und Zimtpulver zu gleichen Teilen, und geben Sie ein wenig Nelkenpulver hinzu. Verrühren Sie diese Mischung mit Paniermehl und Wasser, formen Sie daraus kleine keksförmige Fladen, und lassen Sie sie in der Sonne trocknen, oder backen Sie sie im Ofen. Hildegard empfiehlt, diese oft zu essen, um die Säfte zu reinigen und das Gemüt fröhlich zu stimmen.

Rose

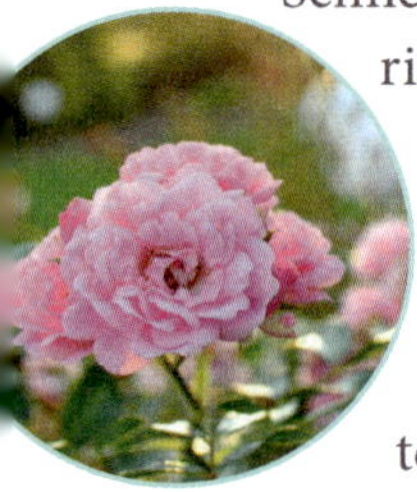

Schließen Sie die Augen, und stellen Sie sich einfach einmal vor, Sie riechen an einer Rose. Spüren Sie, was allein diese Vorstellung mit Ihnen macht? Rosenblütenblätter enthalten ätherisches Öl, das den Duft der »Blume der Liebe« ausmacht, der unser Herz öffnet und auf der physischen Ebene entzündungshemmend wirkt. Hildegard von Bingen empfiehlt, die Blütenblätter der Rose morgens, am besten mit Morgentau darauf, frisch gepflückt auf die geschlossenen Augen aufzulegen. Die Rosenblätter ziehen schädliche Stoffe aus dem Auge und helfen auch bei Eintrübungen, tränenden und geschwollenen Augen. Geschwollene Augen sind Anzeichen für ein Nierenproblem und damit ein Thema, das Ihnen »an die Nieren geht«. Vielleicht versuchen Sie gerade, die Fassung zu wahren, weil es die Umstände nicht erlauben, Ihre Traurigkeit zu zeigen? Überlegen Sie immer auch, welche seelischen Ursachen für Augenbeschwerden infrage kommen.

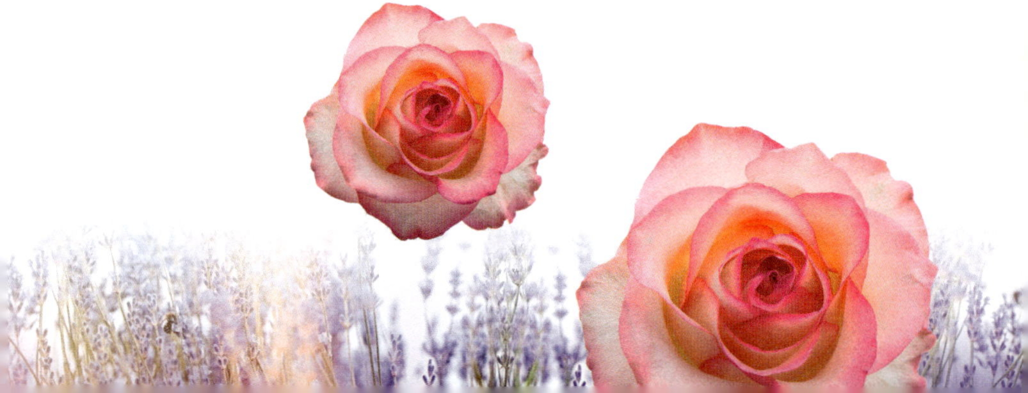

Lavendel

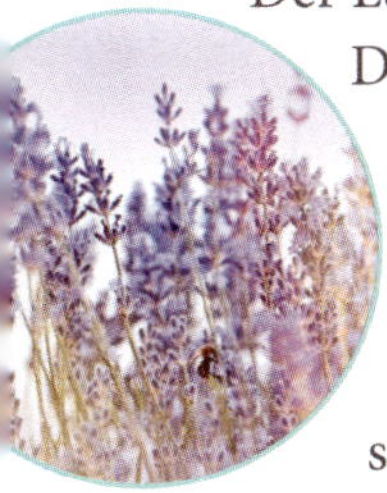

Der Lavendel gehört zu den bekanntesten Heilkräutern. Sein feiner Duft hat eine positive Wirkung auf unser seelisches Wohlbefinden, beruhigt und entspannt. Zur Anwendung können Sie entweder Lavendelöl in Ihre Handinnenflächen geben und verreiben, um daran zu riechen, oder Sie füllen sich ein kleines Kissen mit Lavendel. Ich finde, dass nicht nur der Duft, sondern auch der Anblick eines Lavendelfeldes positiv auf die Augen wirkt. Lavendel hilft bei Kurzsichtigkeit, Weitsichtigkeit und Hornhautverkrümmung sowie bei grauem Star und Glaskörpertrübungen.

Pfefferkraut

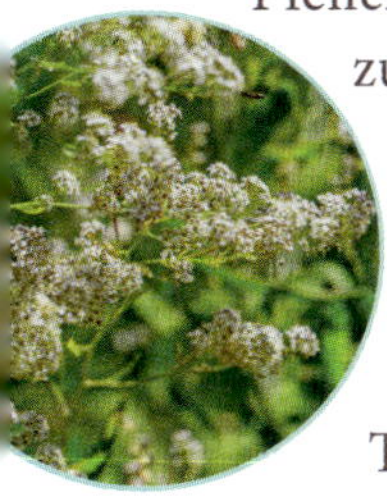

Pfefferkraut gehört zur Gattung der Kresse. Es kann allerdings bis zu einen Meter hoch werden. Hildegard von Bingen schreibt, dass es ein trauriges Gemüt wieder froh macht und die Augen klärt. Bei eingetrübten Augen ist die Grundstimmung des Menschen meist ebenfalls trist. Pfefferkraut hilft, einen Weg aus dieser Traurigkeit zu finden. Wenn sich die seelischen Themen bereits auf die Augen niederschlagen, sollte man dem für gute Erfolge auch auf körperlicher Ebene entgegenwirken.

Farn

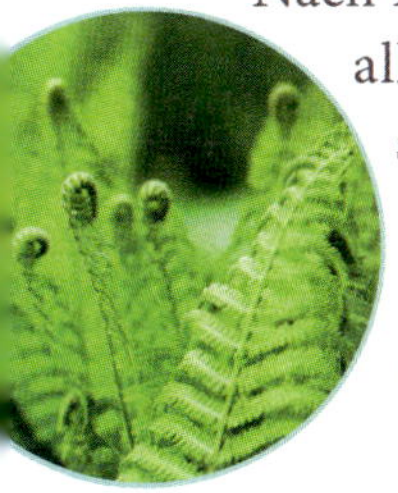

Nach Hildegard von Bingen ist der Farn ein heiliges Gewächs, das alles Schlechte vertreibt und das Heilige und Gute im Menschen fördert. Farn klärt die Augen, wenn man die grünen Blätter auf die Augen legt, z. B. über Nacht. Somit ist Farn bei allen Trübungen im Auge hilfreich: grauem Star, Mouches volantes und Glaskörpertrübungen.

Fünffingerkraut

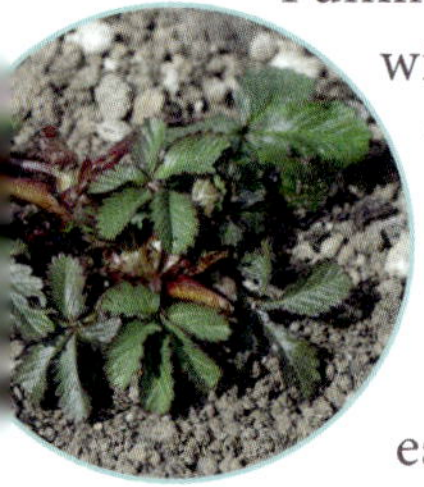

Fünffingerkraut hat seinen Namen von der Form seiner Blätter, die wie eine Hand in fünf Teile gegliedert sind. Es kommt häufig vor, wächst in Gräben und auf allen nährstoffreichen Böden. Am stärksten ist die Heilwirkung der Pflanzen, die in den Bergen gesammelt werden. Verwendet werden die Wurzeln und Blätter. Das Fünffingerkraut reinigt das Blut und macht es dünnflüssiger.

Fünffingerkrautwein

Legen Sie Fünffingerkraut in Wein ein, und zerreiben Sie es darin. Seihen Sie den Wein durch ein Tuch ab. Streichen Sie etwas davon abends um die Augen. Es darf auch ein wenig davon in die Augen gelangen. Diese Weinmischung hilft bei grauem Star, Glaskörpertrübung und Hornhauttrübungen.

Melisse

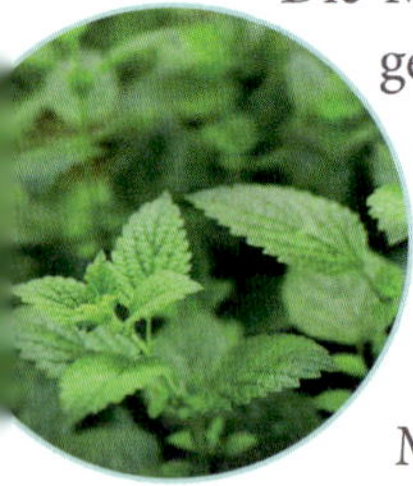

Die Melisse ist ein weitverbreitetes Gartenkraut. Sie wird vorwiegend für Teezubereitungen verwendet, wirkt beruhigend und entspannend, krampflösend, schmerzstillend, antibakteriell und stimmungsaufhellend. Die heilige Hildegard empfiehlt Melisse beim Greisenbogen. Die Pflanze hat auch eine positive Wirkung auf die Milz und auf das Herz. Dadurch können Sie Melissentee auch zur inneren Anwendung bei Maculadegeneration einsetzen.

Melissenauflage

Legen Sie die Melisse über Nacht in frisches Quellwasser. Am Morgen nehmen Sie das Kraut heraus und erwärmen vorsichtig den Sud. Tauchen Sie ein Leinentuch in das Wasser, und legen Sie es heiß über das Auge, an dem der Greisenbogen aufgetreten ist. Führen Sie diese Anwendung an drei aufeinanderfolgenden Tagen durch.

Fenchel

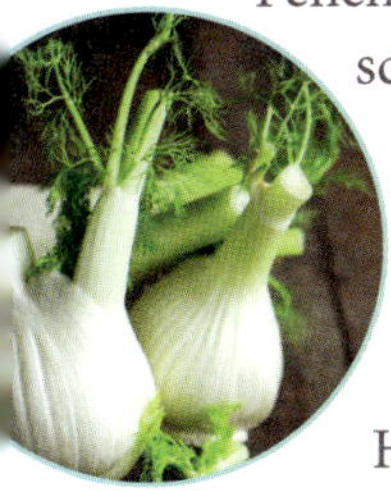

Fenchel kommt ursprünglich aus dem Mittelmeerraum und wird schon seit Hunderten von Jahren als Heilpflanze geschätzt. Bei uns wird er mittlerweile angebaut, wild wächst Fenchel z. B. in Italien. Fenchelgemüse und Fencheltee sind bekannt für ihre positive Wirkung auf die Verdauung und den Magen. Verwendet werden sowohl die Knolle als auch die Samen. Hildegard empfiehlt, jeden Morgen auf nüchternen Magen ein Stück Fenchel zu essen. Anfangs konnte ich mir nicht vorstellen, schon morgens Fenchel zu essen, da ich zugeben muss, dass ich gegen den Geschmack manchmal eine Abneigung habe. Aber natürlich habe ich auch dieses Rezept ausprobiert und muss sagen, es klingt schlimmer, als es ist.

Fenchelbrei

Zerreiben Sie Fenchelsamen oder auch Fenchelknolle, und mischen Sie sie mit Paniermehl und ein wenig Tau von einer grünen Wiese, bis eine Art Teig daraus entsteht. Diese Mischung binden Sie sich über Nacht auf die Augen. Sie können sie mit einer Schlafmaske fixieren. Das hilft gegen geschwollene Augen und verschwommene Sicht.

Sellerie

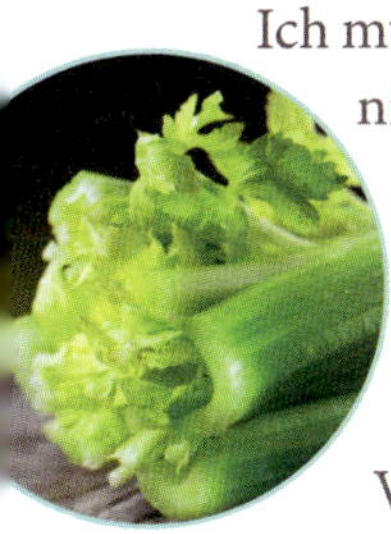

Ich muss zugeben, ich liebe Sellerie. Aber ich weiß, dass er durchaus nicht jedermanns Geschmack ist. Vielleicht überzeugt es Sie, dass Sellerie äußerst viele gesunde Inhaltsstoffe hat: Folsäure, Vitamin A, Calcium und Kalium, auch einige der B-Vitamine und sogar Vitamin E und C. Unsere Augen benötigen Vitamin A zum Umwandeln von Licht in elektrische Impulse. Vitamin E und C erhalten die Augenlinse elastisch.

Sellerie-Fenchel-Auflage

Zerreiben Sie Sellerie und ein bisschen mehr Fenchel. Mischen Sie den Brei mit Eiklar, und legen Sie ihn nachts auf die Augen. Wiederholen Sie diese Anwendung häufig.

Kleeblüten

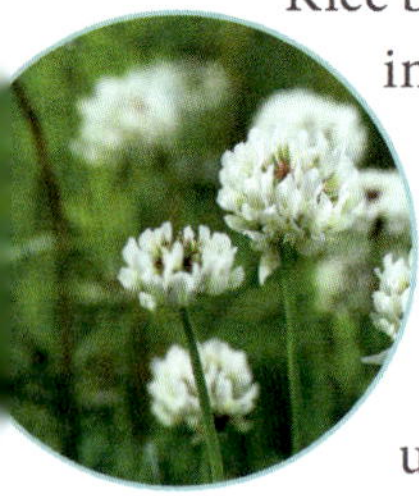

Klee besitzt duftende, kugelförmige weiße, rosa oder rote Blüten, die im Frühsommer blühen. Man findet ihn auf Wiesen, an Weges- und Waldrändern. Er kann bis zu 30 Zentimeter hoch wachsen. Der Klee enthält ätherische Öle, Spurenelemente und Gerbstoffe sowie hohe Mengen an sekundären Pflanzenstoffen. Diese Isoflavonoide wirken auf den Hormonhaushalt und den Stoffwechsel des Körpers. Klee hat zudem eine entzündungshemmende und blutreinigende Wirkung. Er hilft bei Veränderungen der Arterien und bei Stoffwechselproblemen. Daher kann er gut bei Augenveränderungen eingesetzt werden, die stoffwechselbedingt sind. Klee besitzt eine stark antioxidative Wirkung, schützt also die Zellen vor freien Radikalen und dadurch hervorgerufenen Alterungsprozessen. Er kann bei altersbedingter Maculadegeneration sowie bei allen degenerativen Prozessen am Auge eingesetzt werden.

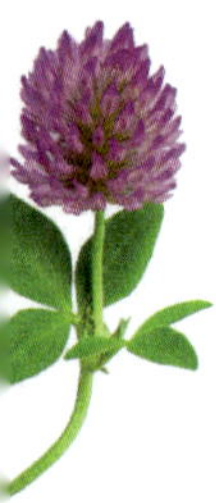

Kleeblütenöl

Geben Sie Kleeblüten in kaltes, hochwertiges Olivenöl, und zerreiben Sie sie darin. Tragen Sie dieses Öl um die Augenlider herum auf. Die Anwendung des Öls sollte in derselben Stunde geschehen wie die Zubereitung, da die Kleeblüten ihre Wirkung sonst verlieren. Entfernen Sie die Kleeblüten sofort nach dem Auftragen aus dem Öl. Diese Anwendung unterstützt bei grauem Star und Glaskörpertrübung.

Odermennig

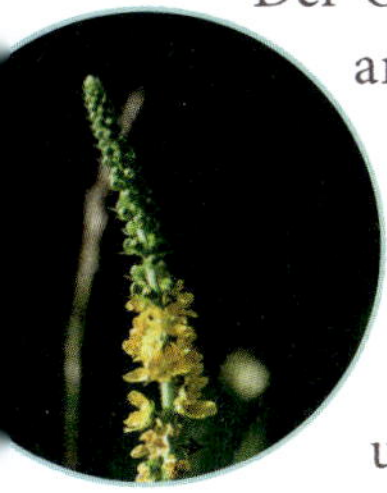

Der Odermennig ist ein einheimisches Gewächs. Man findet ihn am Wegesrand, an Hecken und Wiesen. Er enthält Gerbstoffe, Bitterstoffe, Kieselsäure und ätherische Öle und wirkt entzündungshemmend, zusammenziehend, stärkend, blutstillend, wundheilend, antiviral, antibakteriell, antioxidativ, leberstärkend und abschwellend. Seine entzündungshemmende und antioxidative Wirkung hilft dem Körper bei Gewebeschäden, z. B. bei grauem Star, Hornhauttrübung und Bindehautentzündung. Die Inhaltsstoffe des Odermennigs fangen Radikale ab und entschärfen sie. Er wird auch bei Nierenentzündungen, Diabetes, Milzbeschwerden und Gallenblasenentzündung eingesetzt.

Odermennigbrei

Zerreiben Sie Odermennig, legen Sie den Brei nachts über die Augen, und fixieren Sie ihn mit einem Tuch. Ich ziehe zusätzlich eine Schlafmaske darüber, dann hält es besser. Diese Anwendung hilft bei grauem Star und bei Glaskörpertrübung.

Weihrauch

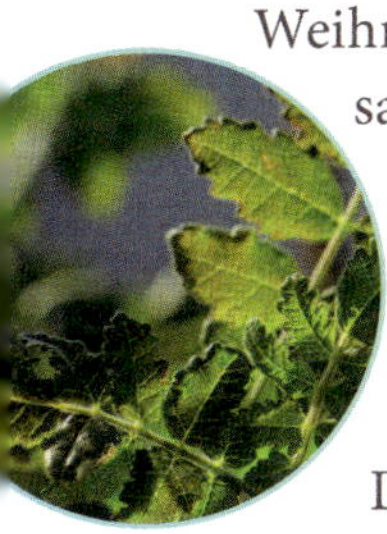

Weihrauch wird aus dem Harz des Weihrauchbaumes, eines Balsambaumgewächses, gewonnen, der gut in trockenen Gebieten gedeiht, z. B. in Indien, im Jemen und in Afrika. Um das Harz zu gewinnen, werden Einschnitte in die Rinde gemacht, aus denen es austritt. Anschließend wird es in der Luft getrocknet.

Der erste Erntevorgang ist nicht sehr hochwertig und wurde früher weggeworfen. Heute wird auch dieses minderwertige Weihrauchharz vertrieben. Drei Wochen nach der ersten Harzgewinnung kann eine gute Qualität geerntet werden. Von Woche zu Woche wird der Weihrauch hochwertiger und reiner. Nach mehre-

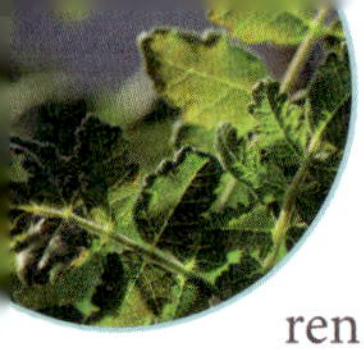

ren Ernten braucht der Baum allerdings eine Ruhezeit von mehreren Jahren. Das Harz wirkt antibakteriell, entzündungshemmend, reinigend, entgiftend und antioxidativ.

Weihrauchfladen

Zerstoßen Sie Weihrauch, und vermischen Sie ihn mit ein wenig Paniermehl und Eiweiß. Formen Sie aus dem Teig kleine keksförmige Fladen, und lassen Sie sie an der Sonne auf einem warmen Stein trocknen. Riechen Sie so oft wie möglich daran, da der Duft von Weihrauch die Augen klärt und sich auch positiv auf das Gehirn auswirkt. Das Sehen findet zu 80 % im Gehirn statt. Daher hilft diese Anwendung nicht nur den Augen selbst, sondern auch der Bildverarbeitung.

Kirschbaumharz

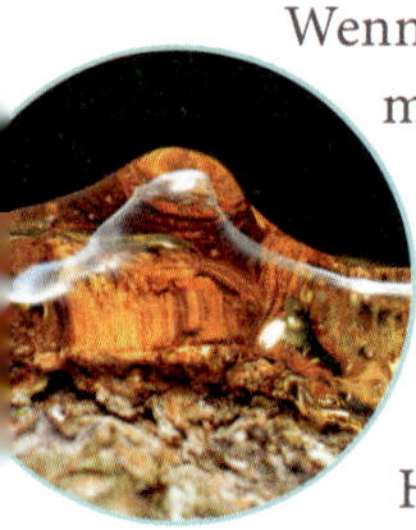

Wenn aus einem Baum Harz austritt, dient das dem Schutz des Baumes. Es wird gebildet, wenn der Baum äußerlich verletzt wird oder durch Krankheiten bedroht ist, um ihn zu heilen. Wir sollten also sorgsam damit umgehen, denn eigentlich braucht der Baum das Harz selbst. Beim Sammeln von Harz ist es wichtig, dass man den Baum nicht zusätzlich verletzt, also das Harz nicht mit spitzen Gegenständen abkratzt. Am besten sammeln Sie nur altes, getrocknetes Harz. Für den Transport können Sie es in Papier einwickeln. Es sollte offen gelagert werden, damit es nicht schimmelt. Das Harz des Kirschbaums wird bei Entzündungen im Rachenbereich verwendet.

Harzauflage

Zerlassen Sie das Harz vom Kirschbaum in einem Topf auf dem Herd, und streichen Sie es auf eine Scheibe Roggenbrot. Binden Sie die Brotscheibe über Nacht mit einem Verband über die geschlossenen Augen mit dem Harz nach unten. Laut Hildegard zieht das Harz Entzündungen aus dem Auge.

Lindenblätter

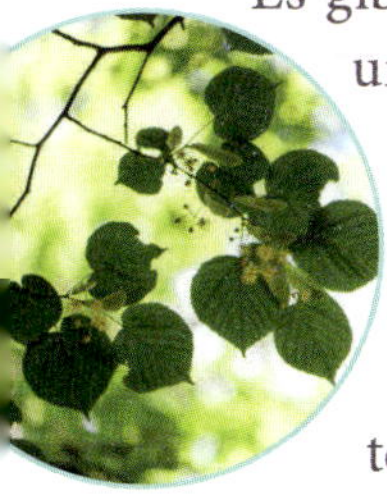

Es gibt etwa 40 Lindenarten, wobei in Deutschland die Sommer- und die Winterlinde verbreitet sind. Ich kann mich noch gut erinnern, wie ich als Teenager für mein Herbarium Blätter beider Arten gesucht habe. Die Winterlinde war gar nicht so einfach zu finden. Ihre Blätter unterscheiden sich vor allem durch die Farbe der Haarbüschel auf der Unterseite der Blätter, bei der Winterlinde sind sie rotbraun, bei der Sommerlinde weiß. Nach vielen Waldgängen habe ich dann doch eine Winterlinde entdeckt. Man kann für die Anwendung beide Lindenarten verwenden. Die Blätter werden im Sommer gesammelt. Sie enthalten ätherische Öle, Gerbstoffe und Flavonoide. Die Blüten enthalten noch mehr davon, außerdem wirken sie beruhigend auf das Nervensystem. Viele Menschen kennen Lindenblüten als Heiltee bei Erkältungen, da er schweißtreibend ist und Husten lindert.

Blätterauflage

Legen Sie sich im Sommer die frischen Blätter des Lindenbaums über die Augen und das ganze Gesicht. Das frische Grün und die Kraft in den Blättern machen die Augen klar und rein. Lindenblätter werden bei grauem Star und Glaskörpertrübung angewendet. Die grüne Heilkraft der Blätter vertreibt die schlechten Säfte aus dem Auge. Deshalb können Sie sie auch bei allen Erkrankungen der Netzhaut und der Aderhaut verwenden.

Lindenblütentee

Mit einem Teeaufguss aus Lindenblüten können Sie warme Kompressen auf den Augen machen. Überbrühen Sie 8 g Lindenblüten mit

1 Liter heißem Wasser, und tränken Sie ein Tuch mit dem lauwarmen Tee darin, wenn der Aufguss etwas abgekühlt ist. Legen Sie es für ca. 10 Minuten über die geschlossenen Augen. Dadurch werden die Augen klar, und Schwellungen um die Augen herum verschwinden.

Weinstock

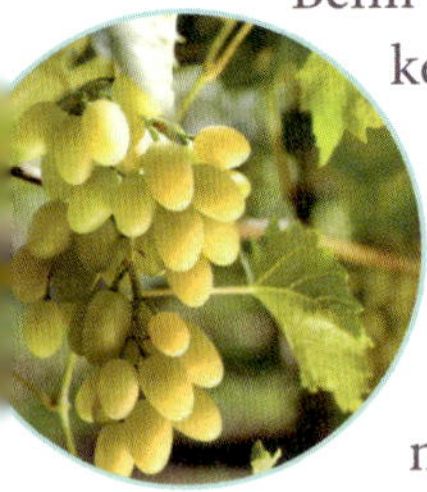

Beim Weinstock finde ich spannend, dass die Qualität der Flüssigkeit und natürlich auch der Trauben mit dem Alter der Pflanze zunimmt. Ein Weinstock trägt erst nach etwa dem dritten Jahr Trauben, und bei alten Reben sind die Inhaltsstoffe deutlich stärker als bei jungen. Das liegt daran, dass zum einen die Wurzeln bei älteren Pflanzen tiefer in die Erde ragen und somit mehr Nährstoffe aufnehmen können und sie zum anderen weniger Früchte tragen, sodass die einzelnen Beeren mehr Nährstoffe erhalten. Der Weinstocksaft enthält unter anderem Gerbstoffe, Mineralien, Mikronährstoffe und Phenole. Er wirkt stärkend auf das Immunsystem und hat einen positiven Einfluss auf den Cholesterinhaushalt.

Rebensaft

Geben Sie den ersten Tropfen, der beim Abschneiden einer Weinrebe aus dem Stock fließt, auf die geschlossenen Augenlider. Dies klärt die Augen und hilft gegen den grauen Star und Trübungen im Auge. Man soll aber nur die Tropfen verwenden, die bis zum Mittag aus der Schnittstelle tropfen. Was später herausfließt, hilft dem Auge nicht.

Gerste

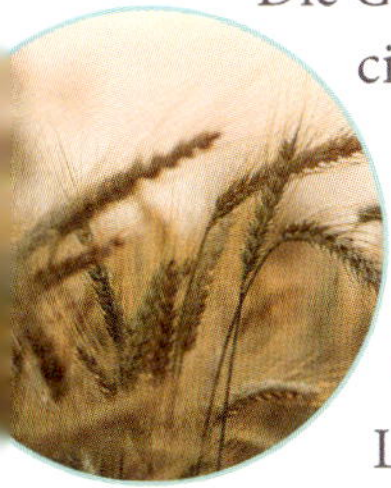

Die Gerste besitzt viele Mineralstoffe, ist reich an Magnesium, Calcium, Kalium, Eisen und Phosphor und vielen essenziellen Aminosäuren. Sie kann bei allen Augenerkrankungen eingesetzt werden.

Gerstenspülung

Lassen Sie 3 EL Gerstenkörner in 1 Liter Wasser 10 Minuten lang in einem zugedeckten Topf köcheln. Seihen Sie sie danach ab, und kühlen Sie das Wasser auf eine angenehme Temperatur herunter. Mit dem Absud waschen Sie sich den ganzen Kopf. Diese Anwendung wird in der ersten Woche täglich und später jeden zweiten.Tag durchgeführt. Eine schon ergraute Klientin von mir berichtete, dass sie dadurch auch ihre Haarfarbe zurückerlangte.

Ginster

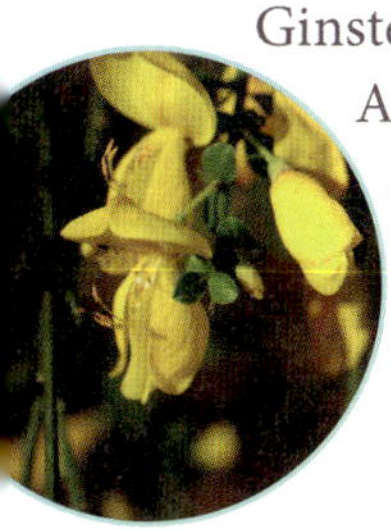

Ginsterblüten helfen sowohl gesunden Augen vorbeugend als auch Augen, die an grauem Star oder anderen degenerativen Prozessen erkrankt sind. Schauen Sie die Ginsterblüten so lange an, bis die Augen feucht werden. Sie können die Blüten auch über Nacht auf die Augen legen. Die Blüten klären und stärken die Augen und wirken sich positiv auf die Augengesundheit aus.

Knoblauch

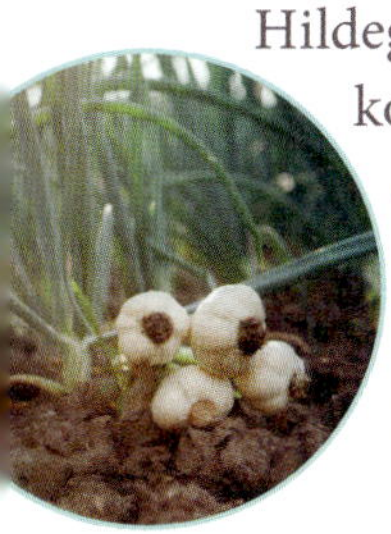

Hildegard von Bingen empfahl, Knoblauch roh zu essen, weil er gekocht seine Heilwirkung verliert. Er fördert die Durchblutung des Fettgewebes rings um die Augen und hilft dadurch, die Augen gesund und rein zu halten. Zudem wirkt er Augenringen entgegen, die durch eine mangelnde Versorgung des Fettgewebes verursacht werden.

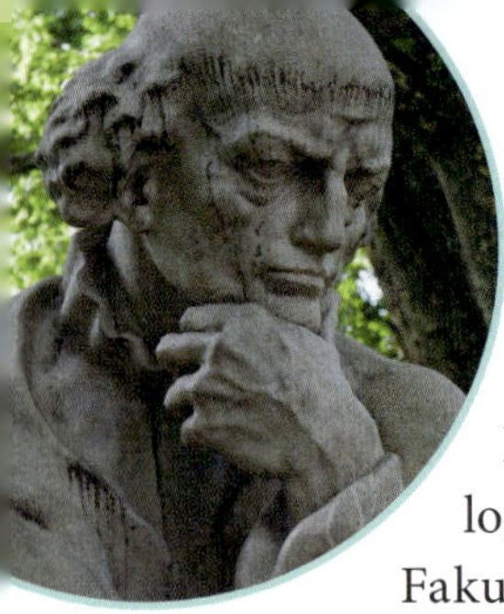

Paracelsus

Theophrastus Bombastus von Hohenheim, der seit 1529 Paracelsus genannt wurde, war Arzt, Alchemist, Astrologe und Philosoph. Er unterrichtete an der medizinischen Fakultät in Basel und hielt seine Vorlesungen in deutscher Sprache, wofür er stark kritisiert wurde. Denn das Wissen sollte nicht der allgemeinen Bevölkerung zugänglich gemacht werden. Er lehrte trotzdem weiter in der Volkssprache. Als er deswegen Drohbriefe erhielt und vor Gericht gebracht wurde, floh er ins Elsass. Aus Protest hielt er sein Wissen nun auch für die Nachwelt in deutscher Sprache fest – in Form von Büchern, die allerdings erst nach seinem Tod veröffentlicht wurden.

Augenwein nach Paracelsus

Medizinalweine wurden im Mittelalter vor der Entdeckung der Destillation viel hergestellt. Am besten eignen sich dafür Süßweine mit etwa 16 % Alkohol, z. B. Sherry- oder Portwein. Man verwendet 30 – 50 g klein geschnittene getrocknete bzw. die doppelte Menge frische Pflanzen pro Liter Wein.

Mit frischen Kräutern

56 g Fenchel | 19 g Augentrost | 14 g Tausendgüldenkraut | 1 Liter Portwein

Mit getrockneten Kräutern

28 g Fenchel | 9,5 g Augentrost | 7 g Tausendgüldenkraut | 1 Liter Portwein

Säubern Sie die frischen Pflanzen, und zerkleinern Sie sie. Vermischen Sie sie mit dem Wein, und stellen Sie das Gemisch 1 – 7 Tage in die Sonne. Filtern Sie den Wein anschließend, z. B. durch ein Leinentuch.

Trinken Sie täglich 1 Schnapsglas davon. Beginnen Sie damit am besten, wenn der Mond im Widder steht.

Die Sonnenübung

»Die Augen erfüllen die Aufgabe der Sonne im Körper, gleichsam im Mikrokosmos … Im Mikrokosmos ist das Auge, was im Makrokosmos Sonne genannt wird.«

(Paracelsus II/684)

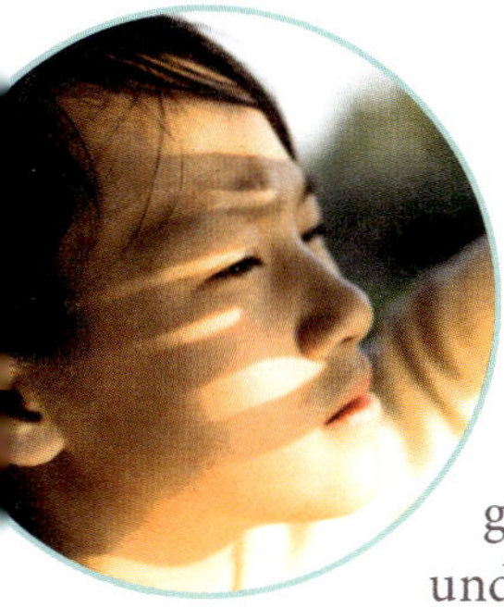

Paracelsus vergleicht das Sehvermögen mit der Sonne. Er spricht auch von den Augen als Lichtorgane. Deswegen tun die Sonne und das komplette Farbspektrum der Sonne unseren Augen auch so gut. Die folgende Übung ist besonders erholsam für unsere Augen und hilft, Farben und Kontraste besser zu erkennen.

Wenn man das Sonnenlicht mit einem Prisma zerlegt, erscheint ein Regenbogen – es setzt sich aus allen Farben zusammen. Diese Zusammensetzung ändert sich im Tagesverlauf, sodass sie unseren Tages- und Nachtrhythmus reguliert (ebenso den der Tiere und der gesamten Natur). Daher können Sie über die Sonnenübung ganz gezielt die Farben wahrnehmen, die dem Körper dienlich sind und Sie in Harmonie bringen, die die Gesundheit Ihrer Augen und Ihres gesamten Körpers erhalten. Am heilsamsten sind die Sonnenstrahlen bei Sonnenauf- und -untergang. Im Winter können Sie die Übung zu jeder Uhrzeit durchführen, im Sommer besser vor 11 Uhr und nach 16 Uhr, sonst ist sie zu intensiv. Wichtig bei dieser Übung ist, dass Ihre Augen geschlossen sind, um die Netzhaut vor Überbelichtung zu schützen. Schauen Sie immer nur mit geschlossenen Augen zur Sonne!

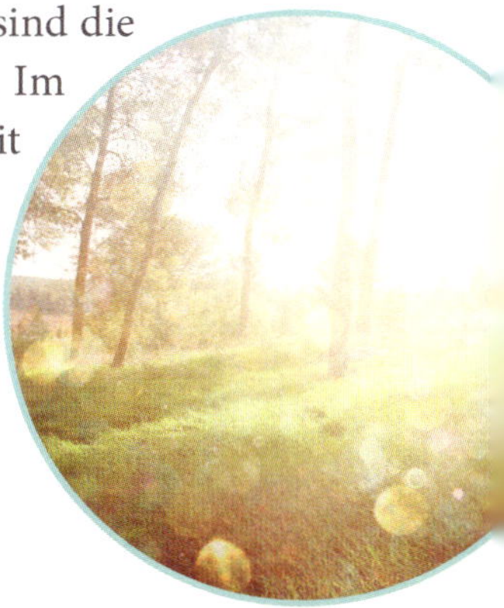

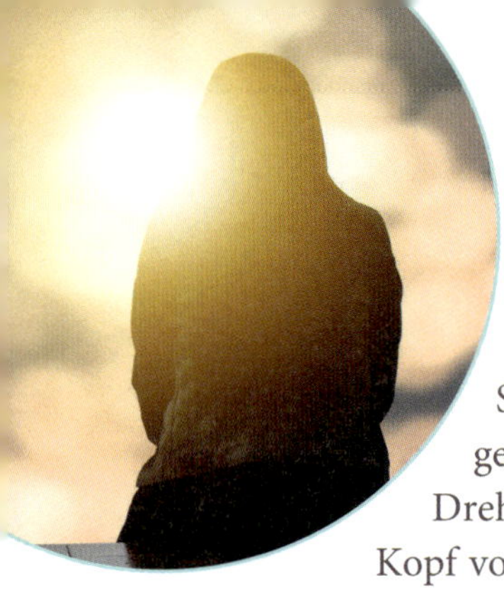

Suchen Sie sich einen Platz in der Sonne, und setzen Sie sich auf einen Stuhl oder eine Bank oder bleiben Sie stehen. Schließen Sie die Augen. Strecken Sie Ihr Gesicht direkt zur Sonne, und genießen Sie ihre warmen Strahlen im Gesicht. Drehen Sie langsam mit geschlossenen Augen Ihren Kopf von rechts nach links und wieder zurück. Wiederholen Sie das, solange Sie möchten. Im Anschluss drehen Sie den Kopf nach oben und unten – auf und ab, solange Sie möchten. Anschließend können Sie den Kopf im Kreis drehen oder diagonal hin und her. Wenn Sie die Übung beenden möchten, drehen Sie sich mit geschlossenen Augen um, reiben Sie die Handinnenflächen aneinander, und bedecken Sie die Augen mit Ihren Händen. Lassen Sie die Augen so lange bedeckt, wie Sie sie zuvor gesonnt haben. Danach nehmen Sie behutsam die Hände vom Gesicht und warten noch eine kleine Weile, bevor Sie die Augen sanft mit blinzelnden Bewegungen öffnen und Ihren Blick über die Umgebung schweifen lassen. Nehmen Sie ganz bewusst wahr, wie farbenfroh Ihre Umgebung nun leuchtet.

Sonnen und Blitzen

Dies ist eine Erweiterung der vorigen Übung zur Förderung der Durchblutung im Auge. Sonnen Sie Ihre Augen wie oben beschrieben. Bevor Sie sich umdrehen und die Augen mit den Händen bedecken, bleiben Sie mit dem Kopf zur Sonne gewandt stehen und bewegen die gespreizten Finger vor dem Gesicht auf und ab, sodass über dem Gesicht ein Licht- und Schattenspiel entsteht. Praktizieren Sie dies etwa 1 Minute lang. Danach drehen Sie sich um und bedecken die Augen. Sie werden Farben und Muster sehen, während die Augen bedeckt sind. Warten Sie ab, bis Sie keine Farben mehr wahrnehmen und nur noch Dunkelheit erkennen können, bevor Sie die Augen abdecken und öffnen.

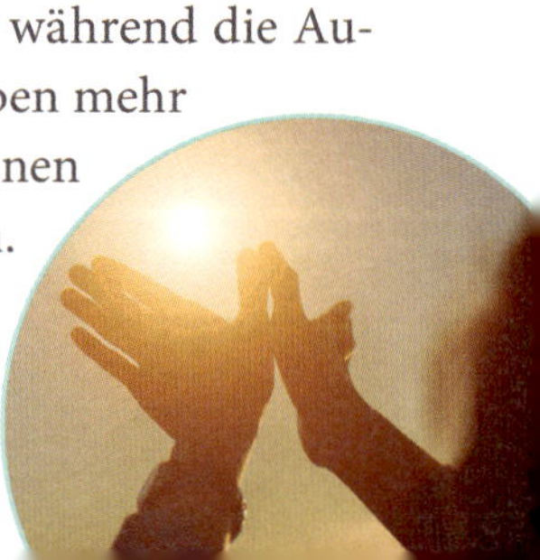

Sonnenbrillen

Die Sonnenbrille wird damit beworben, dass sie die Augen schützt und so Augenerkrankungen vorbeugt. Doch obwohl heute fast jeder eine Sonnenbrille trägt, gab es noch nie so viele Augenerkrankungen. Gleichzeitig erkranken die Menschen immer jünger. Das kann nicht am Schutz durch die Sonnenbrille vor UV-Licht liegen. Aber die Sonnenbrille filtert nicht nur UV-Licht – was eine nicht getönte Brille übrigens in gleichem Maße tut –, sondern auch einen Großteil des wertvollen Farbspektrums der Sonne, und verfälscht das ins Auge einfallende Licht auf eine unnatürliche Weise. Ich wage zu behaupten, dass es unter anderem dieser Mangel an natürlichem Licht, das das gesamte Farbspektrum enthält, ist, der zur Zunahme von Augenerkrankungen geführt hat. Sinnvoll sind natürlich Skibrillen und Sonnenbrillen am Meer, um das Auge vor Überbelichtung durch Reflexionen zu schützen. Doch wenn wir uns im Alltag in der Region aufhalten, in der wir geboren wurden, können unsere Augen sich auf das Sonnenlicht einstellen, ohne einen Schaden zu erleiden. Kein Tier trägt eine Sonnenbrille, weil jedes Auge an die individuellen Anforderungen angepasst ist.

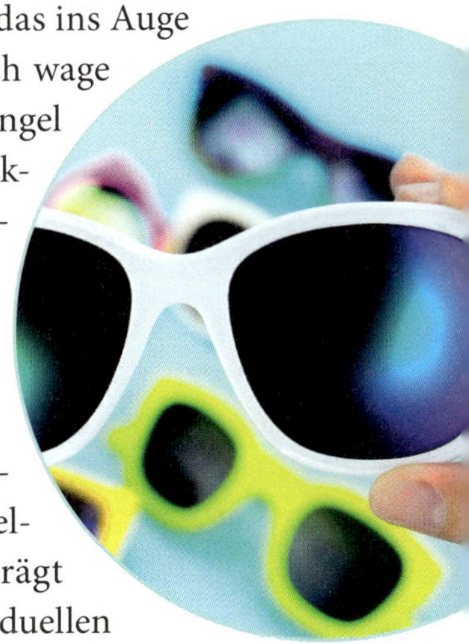

Wenn Sie schon »abhängig« von der Sonnenbrille sind und Ihre Augen empfindlich auf Sonnenlicht reagieren, kann ich Ihnen nur empfehlen, die Sonnenbrille Stück für Stück wegzulassen und die Sonnenübung regelmäßig durchzuführen. Auch durch den Lichtreiz tränende Augen werden sich dadurch schnell wieder regulieren, und die Augen können sich viel besser an die unterschiedlichen Lichtverhältnisse anpassen. Wenn Sie zusätzlich als kurze Pausen die Augen mehrmals täglich vor künstlichem Licht schützen, indem Sie sie mit den Händen abschirmen, kann sich der verbrauchte Sehfarbstoff besser aufbauen. Ich kenne viele Beispiele, in denen das funktioniert hat. Auch ich habe früher Polfiltersonnenbrillen getragen, die sogar die Spiegelungen von Wasseroberflächen filtern. Nun trage ich seit fast acht Jahren keine Sonnenbrille mehr – und ich genieße die farbenfrohe Natur.

Die Farbe Grün

Das natürliche Grün der Natur ist für unsere Augen die beste Farbe, um sich zu erholen. Schon Hildegard von Bingen wusste dies und hat uns viele Tipps hierfür hinterlassen: Sie riet dazu, die Augen mit Lindenblütenblättern oder mit Farn zu bedecken und morgens so lange über eine satte grüne Wiese mit Morgentau zu laufen, bis trockene Augen wieder feucht werden. Das empfiehlt sie auch bei Glaskörper- und Ziliarkörperschrumpfung.

Ich bin vor Kurzem umgezogen in ein Haus fast ohne Garten. Es gab nur einen kleinen Bereich vor dem Haus, der aber völlig zugepflastert war. Der Anblick stimmte mich irgendwann einmal so traurig, als ich von einer Geschäftsreise nach Hause kam, dass ich alle Platten bis auf einen Weg vom Tor zum Haus entfernte, Rasen säte und Sträucher und Blumen pflanzte. Als der Rasen kurz vor dem ersten Schnitt stand, kam eine Nachbarin zu mir und meinte, sie hätte niemals gedacht, dass so ein kleiner Fleck Grün so viel verändert und solch eine Wohltat für die Augen ist. Viele Klienten empfanden es genauso. Das Grün der Wiese tut den Augen besonders gut. Ich hätte selbst nicht gedacht, dass mir das sogar von Menschen, die vielleicht nicht so darauf achten wie ich, bestätigt wird.

Aus der Naturheilkunde weiß man, dass Grün die Farbe der Leber ist und zu ihrer Erholung beiträgt. In der traditionellen chinesischen Medizin gilt die Leber das Ursprungsorgan der Augen. Ich denke, wir ahnen nicht einmal im Ansatz, was die natürlichen Farben des Sonnenlichtes und der Pflanzen in unseren Augen und unserem Körper an Positivem bewirken.

Heilkräuter und der Rhythmus der Natur

Die Natur, der Mensch und die Tiere unterliegen einem Rhythmus. Genauso hängt die Heilkraft der Kräuter von diesen Zyklen ab. Vor einigen Jahren wollte ich das Rezept des Kräutertees meiner Oma herausfinden, denn ich kenne keine bessere Teemischung. Leider konnte ich sie nicht mehr fragen, denn sie ist vor zwanzig Jahren verstorben. Deshalb begann ich, mich nun selbst mit den Heilkräutern von Maria Treben auseinanderzusetzen. Vieles habe ich ausprobiert, die Teemischung meiner Oma habe ich leider nicht gefunden – das war wohl eine Eigenkreation. Dafür entdeckte ich jede Menge Kräuter, die sich positiv auf die Augen auswirken. Als ich begann, damit zu experimentieren, habe ich den Zeitpunkt der Anwendung noch ignoriert – das war mir zu kompliziert und ging mir nicht schnell genug. Die Kräuter haben immer eine große Heilkraft. Sie können die Zyklen also, wie ich anfangs, einfach ignorieren. Ich denke, man muss da »reinwachsen«, aber mit der Zeit kommt das von ganz allein. Es lohnt sich wirklich, die Einflüsse der Naturrhythmen auf die Kräuter zu berücksichtigen.
Es gibt zum einen den Rhythmus von Tag und Nacht, zum anderen den Zyklus der Jahreszeiten und den Einfluss durch die Gestirne. Vor allem Sonne und Mond sind dabei von großer Bedeutung.
Manche Kräuter bzw. Blätter sollten Sie in den Morgenstunden sammeln, wenn der Morgentau sich noch darauf befindet. Wenn wir ins Innere der Pflanze schauen, wird uns klar, dass die Pflanzenteile, je nachdem, wo sich das Wasser befindet, unterschiedlich starke Kräfte haben. Die Pflanze bekommt die Nährstoffe über den Pflanzensaft zugeführt. Dieser verbreitet sich von der Wurzel über den Stängel bis hin zu den Blättern und Blüten. Je nachdem, ob wir die Wurzel, die Stängel, die Blätter oder Blüten einer Pflanze benötigen, ist es wichtig, zu beachten, wie die Säfteverteilung in der Pflanze gerade ist.
Dass die Jahreszeit bestimmt, ob wir ein Kraut überhaupt ernten können, brauche ich wohl nicht näher zu erklären.
Die Mondzyklen sind jedoch entscheidend, wenn wir den größten Nutzen aus den Heilkräutern ziehen wollen.

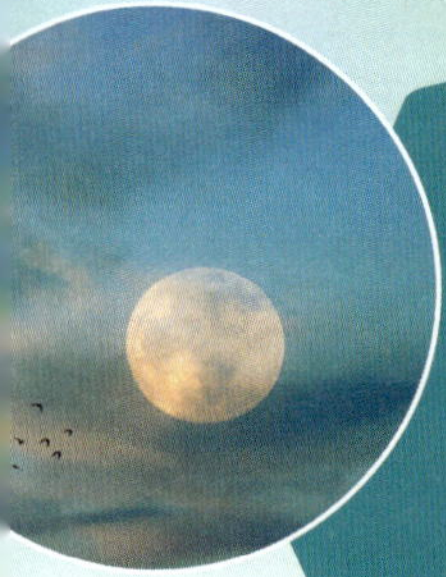

Mond-Merkregeln:

Bei *Vollmond* gesammelte Kräuter haben größere Heilkraft.

Bei *zunehmendem Mond* wirkt alles, was dem Körper zugeführt wird, doppelt so stark (Positives wie Negatives).

Bei *abnehmendem Mond* wirkt alles, was Substanzen aus dem Körper ausleitet, besonders stark.

Der Mond und die Tierkreiszeichen – das halten Sie vielleicht alles für Aberglaube. Probieren Sie es doch einfach aus! Meiner Erfahrung nach macht es einen Unterschied, ob man darauf achtet oder nicht. Sie müssen mir aber grundsätzlich nichts glauben. Verwenden Sie die Rezepte, und sammeln Sie Ihre eigenen Erfahrungen damit.

Tierkreis-Merkregeln:

Alles, was man für das Wohlergehen einer Körperregion tut, wenn der Mond gerade das Zeichen durchläuft, von dem sie regiert wird, ist wirksamer als an anderen Tagen (mit Ausnahme von chirurgischen Eingriffen).

Alles, was die Körperregion besonders belastet oder strapaziert, wirkt schädlicher, wenn der Mond gerade das Zeichen durchläuft, von dem sie regiert wird, als an anderen Tagen.

Nimmt der Mond gerade zu, wenn er das jeweilige Zeichen durchläuft, sind alle Maßnahmen zur Zuführung aufbauender Stoffe für das von ihm regierte Organ erfolgreicher als bei abnehmendem Mond. Nimmt er gerade ab, sind alle Maßnahmen zum Entgiften und Entlasten des jeweiligen Organs erfolgreicher als bei zunehmendem Mond.

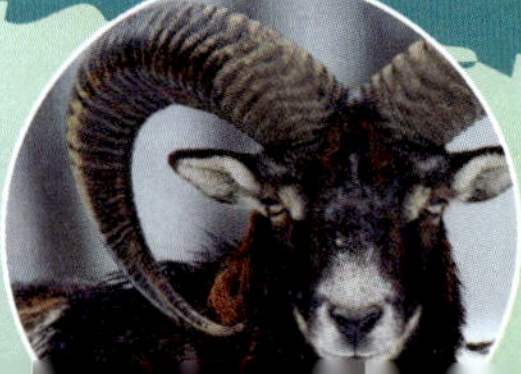

Das Tierkreiszeichen, in dem sich die Sonne befindet, steht immer ein halbes Jahr im abnehmenden Mond und danach ein halbes Jahr im zunehmenden Mond.
Das Sternzeichen, das die Augen beeinflusst, ist Widder. Durchläuft der Mond das Sternzeichen Widder, sollten Sie viel klares Wasser trinken und auf Kaffee und Schokolade sowie auf Zucker verzichten.
Die Sonne befindet sich im April im Tierkreiszeichen Widder. Er steht also von Oktober bis April im zunehmenden Mond und von April bis September im abnehmenden Mond. Das bedeutet, dass von Oktober bis April die Zuführung von Nährstoffen für die Augen und von April bis Oktober die Entgiftung der Augen an den Widdertagen der Mondphasen besser wirkt.

**Im Winter nähren wir die Augen,
im Sommer entgiften wir die Augen.**

Nahrung bzw. Nährendes wird besonders gut bei Vollmond absorbiert. Passen Sie daher auf, dass Sie an diesen Tagen den Augen nur Gutes tun, denn auch Schlechtes wird besonders gut aufgenommen!
Neumond ist eine gute Zeit für innere Reinigung und Entgiftung. Der Körper möchte leer sein, deshalb ist die Zeit günstig für Entgiftungs- und Fastentage. Nährstoffe werden vom Körper jetzt nicht vollständig verwertet. Auch von schlechten Angewohnheiten kann man sich an Neumondtagen leichter trennen.
Bei zunehmendem Mond sollten sie sich Gutes zuführen, bei abnehmendem Mond gelingen Enfgiftungs- und Ausleitungsprozesse besonders gut.

Was das konkret heißt, stelle ich einmal beispielhaft für die nächsten zwei Jahre dar. Sie finden die Zeiten auf Astrologieseiten im Internet.

Für das Jahr 2025

Monat	Mond im Widder	Qualität	Anwendung
April	Freitag, 25.04.2025, ab 9:24 Uhr Samstag, 26.04.2025 Sonntag, 27.04.2025, bis 9:17 Uhr	Widder im abnehmenden Mond	Entgiftung und Reinigung für die Augen
Mai	Donnerstag, 22.05.2025, ab 18:26 Uhr Freitag, 23.05.2025 Samstag, 24.05.2025, bis 19:38 Uhr	Widder im abnehmenden Mond	Entgiftung und Reinigung für die Augen
Juni	Donnerstag, 19.06.2025, ab 1:08 Uhr Freitag, 20.06.2025 Samstag, 21.06.2025, bis 3:53 Uhr	Widder im abnehmenden Mond	Entgiftung und Reinigung für die Augen
Juli	Mittwoch, 16.07.2025, ab 6:33 Uhr Donnerstag, 17.07.2025 Freitag, 18.07.2025, bis 9:59 Uhr	Widder im abnehmenden Mond	Entgiftung und Reinigung für die Augen
August	Dienstag, 12.08.2025, ab 12:33 Uhr Mittwoch, 13.08.2025 Donnerstag, 14.08.2025, bis 15:22 Uhr	Widder im abnehmenden Mond	Entgiftung und Reinigung für die Augen
September	Montag, 08.09.2025, ab 20:37 Uhr Dienstag, 09.09.2025 Mittwoch, 10.09.2025, bis 22:04 Uhr	Widder im abnehmenden Mond	Entgiftung und Reinigung für die Augen

Monat	Mond im Widder	Qualität	Anwendung
Oktober	Montag, 06.10.2025, ab 6:48 Uhr	Widder im zunehmenden Mond	Zuführung von Nährstoffen für die Augen
	Dienstag, 07.10.2025	Widder im Vollmond	
	Mittwoch, 08.10.2025, bis 7:13 Uhr	Widder im abnehmenden Mond	Entgiftung und Reinigung für die Augen
November	Sonntag, 02.11.2025, ab 16:40 Uhr Montag, 03.11.2025 Dienstag, 04.11.2025, bis 17:16 Uhr Sonntag, 30.11.2025, ab 2:07 Uhr	Widder im zunehmenden Mond	Zuführung von Nährstoffen für die Augen
Dezember	Montag, 01.12.2025 Dienstag, 02.12.2025, bis 4:13 Uhr Samstag, 27.12.2025, ab 9:02 Uhr Sonntag, 28.12.2025 Montag, 29.12.2025, bis 12:57 Uhr	Widder im zunehmenden Mond	Zuführung von Nährstoffen für die Augen

Für das Jahr 2026

Monat	Mond im Widder	Qualität	Anwendung
Januar	Freitag, 23.01.2026, ab 14:26 Uhr Samstag, 24.01.2026 Sonntag, 25.01.2026, bis 19:05 Uhr	Widder im zunehmenden Mond	Zuführung von Nährstoffen für die Augen
Februar	Donnerstag, 19.02.2026, ab 20:39 Uhr Freitag, 20.02.2026 Samstag, 21.02.2026 Sonntag, 22.02.2026, bis 0:31 Uhr	Widder im zunehmenden Mond	Zuführung von Nährstoffen für die Augen
März	Donnerstag, 19.03.2026, ab 5:03 Uhr	Widder im Neumond	Entgiften
	Freitag, 20.03.2026 Samstag, 21.03.2026, bis 7:35 Uhr	Widder im zunehmenden Mond	Zuführung von Nährstoffen für die Augen
April	Mittwoch, 15.04.2026, ab 16:04 Uhr	Widder im abnehmenden Mond	Entgiftung und Reinigung für die Augen
	Donnerstag, 16.04.2026	Widder im Neumond	Entgiften
	Freitag, 17.04.2026, bis 17:58 Uhr	Widder im zunehmenden Mond	Zuführung von Nährstoffen für die Augen
Mai	Mittwoch, 13.05.2026, ab 2:04 Uhr Donnerstag, 14.05.2026 Freitag, 15.05.2026, bis 4:31 Uhr	Widder im abnehmenden Mond	Entgiftung und Reinigung für die Augen
Juni	Dienstag, 09.06.2026, ab 10:34 Uhr Mittwoch, 10.06.2026 Donnerstag, 11.06.2026, bis 14:28 Uhr	Widder im abnehmenden Mond	Entgiftung und Reinigung für die Augen

Monat	Mond im Widder	Qualität	Anwendung
Juli	Montag, 06.07.2026, ab 17:07 Uhr Dienstag, 07.07.2026 Mittwoch, 08.07.2026, bis 22:31 Uhr	Widder im abnehmenden Mond	Entgiftung und Reinigung für die Augen
August	Sonntag, 02.08.2026, ab 22:37 Uhr Montag, 03.08.2026 Dienstag, 04.08.2026 Mittwoch, 05.08.2026, bis 4:36 Uhr Sonntag, 30.08.2026, ab 4:38 Uhr Montag, 31.08.2026	Widder im abnehmenden Mond	Entgiftung und Reinigung für die Augen
September	Dienstag, 01.09.2026, bis 10:01 Uhr	Widder im abnehmenden Mond	Entgiftung und Reinigung für die Augen
	Samstag, 26.09.2026, ab 12:23 Uhr	Widder im Vollmond	Zuführung von Nährstoffen für die Augen
	Sonntag, 27.09.2026 Montag, 28.09.2026, bis 16:40 Uhr	Widder im abnehmenden Mond	
Oktober	Freitag, 23.10.2026, ab 21:54 Uhr Samstag, 24.10.2026 Sonntag, 25.10.2026	Widder im zunehmenden Mond	Zuführung von Nährstoffen für die Augen
	Montag, 26.10.2026, bis 0:35 Uhr	Widder im Vollmond	

Monat	Mond im Widder	Qualität	Anwendung
November	Freitag, 20.11.2026, ab 6:52 Uhr Samstag, 21.11.2026 Sonntag, 22.11.2026, bis 11:10 Uhr	Widder im zunehmenden Mond	Zuführung von Nährstoffen für die Augen
Dezember	Donnerstag, 17.12.2026, ab 15:35 Uhr Freitag, 18.12.2026 Samstag, 19.12.2026, bis 21:30 Uhr	Widder im zunehmenden Mond	Zuführung von Nährstoffen für die Augen

Für das Jahr 2027

Monat	Mond im Widder	Qualität	Anwendung
Januar	Mittwoch, 13.01.2027, ab 22:14 Uhr Donnerstag, 14.01.2027 Freitag, 15.01.2027 Samstag, 16.01.2027, bis 5:44 Uhr	Widder im zunehmenden Mond	Zuführung von Nährstoffen für die Augen
Februar	Mittwoch, 10.02.2027, ab 3:49 Uhr Donnerstag, 11.02.2027 Freitag, 12.02.2027, bis 11:45 Uhr	Widder im zunehmenden Mond	Zuführung von Nährstoffen für die Augen
März	Dienstag, 09.03.2027, ab 10:03 Uhr Mittwoch, 10.03.2027 Donnerstag, 11.03.2027, bis 17:16 Uhr	Widder im zunehmenden Mond	Zuführung von Nährstoffen für die Augen

Monat	Mond im Widder	Qualität	Anwendung
April	Montag, 05.04.2027, ab 18:49 Uhr Dienstag, 06.04.2027	Widder im abnehmenden Mond	Entgiftung und Reinigung für die Augen
	Mittwoch, 07.04.2027	Widder im Neumond	Entgiften
	Donnerstag, 08.04.2027, bis 1:10 Uhr	Widder im zunehmenden Mond	Zuführung von Nährstoffen für die Augen
Mai	Montag, 03.05.2027, ab 3:43 Uhr Dienstag, 04.05.2027 Mittwoch, 05.05.2027, bis 9:53 Uhr Sonntag, 30.05.2027, ab 12:39 Montag, 31.05.2027	Widder im abnehmenden Mond	Entgiftung und Reinigung für die Augen
Juni	Dienstag, 01.06.2027, bis 19:33 Uhr Samstag, 26.06.2027, ab 20:36 Uhr Sonntag, 27.06.2027 Montag, 28.06.2027 Dienstag, 29.06.2027, bis 4:47 Uhr	Widder im abnehmenden Mond	Entgiftung und Reinigung für die Augen
Juli	Samstag, 24.07.2027, ab 3:10 Uhr Sonntag, 25.07.2027 Montag, 26.07.2027, bis 12:28 Uhr	Widder im abnehmenden Mond	Entgiftung und Reinigung für die Augen
August	Freitag, 20.08.2027, ab 8:55 Uhr Samstag, 21.08.2027 Sonntag, 22.08.2027, bis 18:33 Uhr	Widder im abnehmenden Mond	Entgiftung und Reinigung für die Augen

Monat	Mond im Widder	Qualität	Anwendung
September	Donnerstag, 16.09.2027, ab 14:56 Uhr	Widder im Vollmond	Zuführung von Nährstoffen für die Augen
	Freitag, 17.09.2027 Samstag, 18.09.2027 Sonntag, 19.09.2027, bis 0:05 Uhr	Widder im abnehmenden Mond	Entgiftung und Reinigung für die Augen
Oktober	Mittwoch, 13.10.2027, ab 22:10 Uhr Donnerstag, 14.10.2027	Widder im zunehmenden Mond	Zuführung von Nährstoffen für die Augen
	Freitag, 15.10.2027	Widder im Vollmond	
	Samstag, 16.10.2027, bis 6:37 Uhr	Widder im abnehmenden Mond	Entgiftung und Reinigung für die Augen
November	Mittwoch, 10.11.2027, ab 5:39 Uhr Donnerstag, 11.11.2027 Freitag, 12.11.2027, bis 13:58 Uhr	Widder im zunehmenden Mond	Zuführung von Nährstoffen für die Augen
Dezember	Dienstag, 07.12.2027, ab 14:31 Uhr Mittwoch, 08.12.2027 Donnerstag, 09.12.2027 bis 23:36 Uhr	Widder im zunehmenden Mond	Zuführung von Nährstoffen für die Augen

Heilkräuter selbst sammeln

Ich hoffe, ich konnte bei Ihnen die Freude an und das Interesse für die Natur wecken. Nun haben Sie vielleicht Lust bekommen, Ihre Kräuter selbst zu sammeln. Dafür ein paar Tipps: Sammeln Sie nur saubere, unbeschädigte und möglichst trockene Heilkräuter. Sammeln Sie die Kräuter nicht auf gedüngten oder neben gespritzten Feldern. Die reinste Form der Kräuter finden Sie bei Wanderungen in den Bergen. Schneiden Sie die Kräuter mit einem scharfen Messer oder einer scharfen Schere ab, damit die Pflanze möglichst unbeschadet bleibt. Blätter und Blüten können Sie mit der Hand pflücken. Zum Transport eignen sich besonders gut Körbe. Pflücken Sie nur so viel, wie Sie tatsächlich brauchen. Getrocknet halten die Kräuter ein Jahr, und im nächsten Jahr schenkt uns die Natur wieder frische Kräuter. Die größte Heilwirkung haben die Kräuter, wenn Sie sie bei Vollmond sammeln.

Beste Sammelzeit für Wurzeln:
Wurzeln können Sie am besten im Frühling oder im Herbst sammeln, wenn sich der Pflanzensaft noch darin befindet bzw. in sie zurückkehrt. Besonders kräftig sind Wurzeln bei abnehmendem Mond.

Beste Sammelzeit für Stängel und Kraut:
Kraut und Stängel von Heilkräutern sammeln Sie am besten vor oder während der Blütezeit, möglichst vormittags bei trockenem Wetter. Bei zunehmendem oder vollem Mond sind sie besonders kräftig.

Beste Sammelzeit für Blüten:
Die Blüten sammeln Sie, wenn die Pflanze in ihrer vollen Blüte steht. Nehmen Sie keine verwelkten Blüten mit, diese haben keine Heilkraft mehr. Am besten pflücken Sie sie vormittags bei trockenem Wetter und Sonnenschein. Bei zunehmendem Mond oder Vollmond sind die Blüten am kräftigsten.

Sammelzeiten für Pflanzen im Jahreskalender

Januar:
Aloe, Schöllkraut
(auch unter Schnee auffindbar, der Saft ist auch in der Wurzel zu finden)

Februar:
Aloe, Schöllkraut

März:
Aloe, Angelikawurzel, Kalmuswurzel, Schöllkraut

April:
Aloe, Angelikawurzel, Bärlauch, Kalmuswurzel, gelbe Taubnessel, Schöllkraut

Mai:
Aloe, Bärlauch, Baldrianwurzel, Frauenmantel, gelbe Taubnessel, Kamille, Odermennig, Raute, Rosmarin, Salbei, Schöllkraut, Spitzwegerich (Blätter), Salbei, Waldmeister

Juni:
Aloe, Andorn, Benediktenkraut, Brennnessel, Frauenmantel, gelbe Taubnessel, Gundelrebe, Labkraut, Lindenblätter und Lindenblüte, Holunderblüten, Kamille, Malve, Melisse, Minze, Odermennig, Raute, Ringelblume, Salbei, Schafgarbe, Schöllkraut, Spitzwegerich, Thymian, Waldmeister, Wegwarte, Wermut, Ysop, Zinnkraut

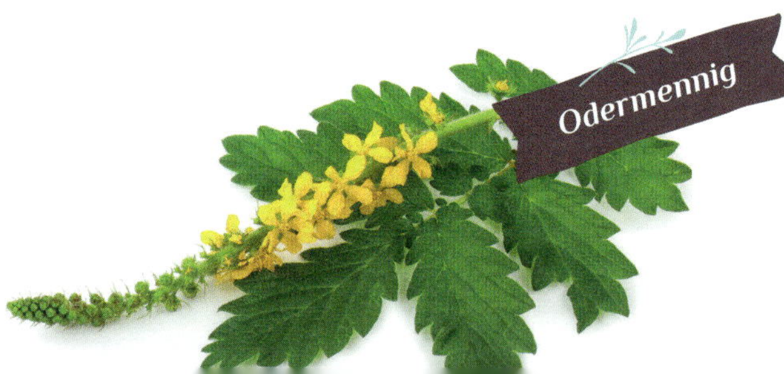

Juli:
Aloe, Andorn, Augentrost, Benediktenkraut, Brennnessel, Ehrenpreis, Eisenkraut, Farn, gelbe Taubnessel, Goldrute, Holunderblüten, Kamille, Labkraut, Lindenblätter, Lavendel, Malve, Melisse, Odermenning, Ringelblume, Schafgarbe, Salbei, Schöllkraut, Spitzwegerich , Wegwarte, Wermut, Ysop

August:
Aloe, Andorn, Augentrost, Brennnessel, Ehrenpreis, Eisenkraut, Farn, gelbe Taubnessel, Goldrute, Labkraut, Lavendel, Malve, Odermenning, Ringelblume, Schafgarbe, Schöllkraut, Spitzwegerich (Blätter, Wurzeln), Salbei, Wegwarte, Wermut, Weinstocksaft, Ysop

September:
Aloe, Angelikawurzel, Baldrian, Ehrenpreis, Fenchel, Ginster, Lavendel, Malve, Melisse, Kalmuswurzel, Odermenning, Ringelblume, Salbei, Schöllkraut, Spitzwegerich (Wurzel), Weinstocksaft, Wegwarte, Ingwerwurzel

Oktober:
Aloe, Angelikawurzel (Samen), Fenchel, Ginster, Kalmuswurzel, Ringelblume, Schöllkraut, Spitzwegerich (Wurzel), Weinstocksaft, Ingwerwurzel

November:
Aloe, Angelikawurzel (Wurzel, Samen),
Kalmuswurzel, Ingwerwurzel, Schöllkraut

Dezember:
Aloe, Angelikawurzel, Schöllkraut

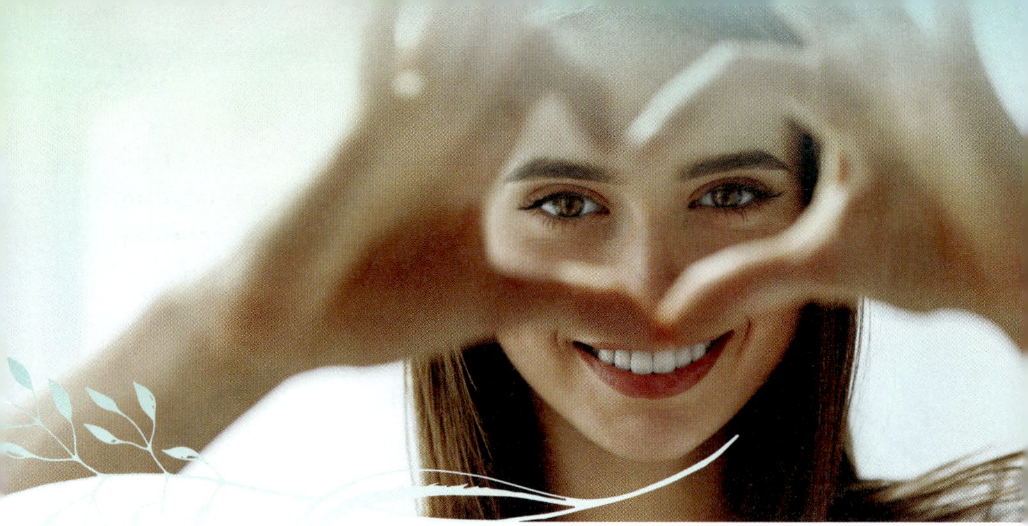

Schlusswort

Ich hoffe, dieser Abschluss des Buches schreckt Sie nicht ab. Wenn Sie Kräuterneuling sind, mag das alles kompliziert erscheinen. Glauben Sie mir – das war es für mich auch und ist es zum Teil auch heute noch, da ich mich ja nicht täglich mit den Pflanzen beschäftige. Zu Beginn ist es sinnvoll, sich mit den einzelnen Kräutern vertraut zu machen. Beginnen Sie einfach mit leichten Rezepten, und probieren Sie nach und nach neue Rezepte aus. Lernen Sie die Kräuter kennen und unterscheiden, denn es gibt auch Ähnlichkeiten unter ihnen. Vielleicht machen Sie einfach einmal einen Kräuterkurs in Ihrer Nähe. Auch ich werde künftig gemeinsam mit meiner Freundin Veronika spezielle Kurse für die Kräuterrezepte für die Augen anbieten. Wenn Sie es erst einmal ausprobiert haben, ist die erste Hürde genommen. Sie müssen die Kräuter nicht selbst sammeln, es gibt genügend andere Quellen, wo Sie hochwertige, reine Kräuter erhalten. Vielleicht haben Sie auch Lust, einige Heilkräuter in Ihrem Garten anzupflanzen. Für mich persönlich ist die Natur der schönste Ausgleich zum Alltag. Die Stille, die Farbenpracht und die Fülle lassen uns schnell wieder auftanken. Die Natur kann auch unser emotionales Feld heilen. Denken Sie immer daran, dass ausnahmslos alle Augenveränderungen mit emotionalen Blockaden beginnen. Auch wenn diese schon sehr alt sind, sollten Sie

sie immer mit betrachten, um Heilung zu finden. Wenn Sie dabei Hilfe benötigen, unterstütze ich Sie gern. Ich biete regelmäßig Seminare an, und natürlich können Sie auch einzeln mit mir arbeiten. »Die Augen sind das Tor zu unserer Seele« – ein alter und doch so wahrer Satz. Und ein zweiter Satz, der für mich größte Bedeutung hat:

**»So, wie man die Augen nicht ohne den Kopf,
den Kopf nicht ohne den Körper,
so sollte man den Körper nicht ohne
die Seele behandeln.«**

(Sokrates)

Natürlich können Sie einfach eine Brille oder Kontaktlinsen tragen, um klar zu sehen. Auch Augenerkrankungen lassen sich heutzutage schnell und relativ risikoarm schulmedizinisch behandeln. Diese Therapien tragen aber nicht dazu bei, dass Sie sich weiterentwickeln, und helfen dem Körper nicht, sich selbst zu helfen. Aus ganzheitlicher Sicht brauchen der Körper, der Geist und die Seele positive Impulse, um die Augen gesunden zu lassen. Die Heilkräuter sind auf der körperlichen Ebene eine großartige Möglichkeit dazu.

Ich wünsche Ihnen von ganzem Herzen alles Liebe und viel Gesundheit für Ihre Augen.

Ihre Caroline Christina Ebert

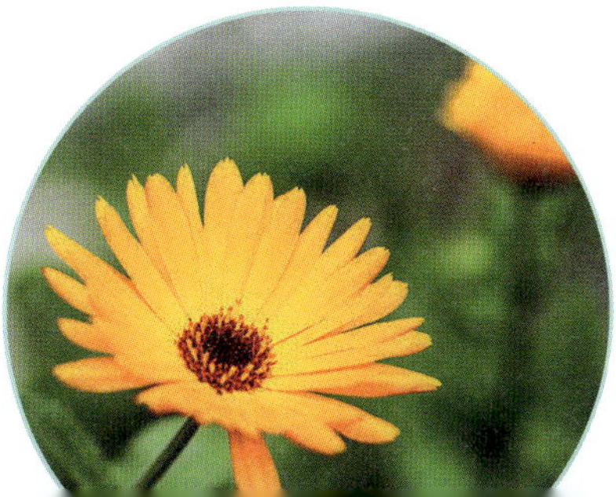

Übersicht der Anwendungen

Augenproblem	Heilkräuter
Kurzsichtigkeit	Schöllkraut, Zinnkraut, Löwenzahn, Ehrenpreis, Wegwarte, Kalmus, Labkraut, Ringelblume, Melisse, Süßholz, Muskat, Lavendel, Pfefferkraut, Fenchel, Weihrauch, Gerste, Ginster
Weitsichtigkeit	Schöllkraut, Zinnkraut, Löwenzahn, Ehrenpreis, Wegwarte, Kalmus, Goldrute, Ringelblume, Muskat, Lavendel, Fenchel, Weihrauch, Gerste, Ginster
Hornhautverkrümmung	Schöllkraut, Löwenzahn, Ehrenpreis, Kalmus, Ringelblume, Muskat, Lavendel, Weihrauch, Gerste, Ginster
Schielen	Zinnkraut, Löwenzahn, Ehrenpreis, Goldrute, Muskat, Lavendel, Weihrauch, Gerste, Ginster
Amblyopie	Schwedenbitter, Schöllkraut, Ehrenpreis, Kalmus, Ringelblume, Muskat, Lavendel, Sellerie, Weihrauch, Gerste, Ginster
Altersweitsichtigkeit	Schöllkraut, Spitzwegerich, Malve, Löwenzahn, Ehrenpreis, Waldmeister, Wegwarte, Kalmus, Goldrute, Labkraut, Muskat, Farn, Weihrauch, Lindenblätter, Gerste, Ginster
Maculadegeneration	Schwedenbitter, Schöllkraut, Spitzwegerich, Bärlauch, Frauenmantel, Löwenzahn, Ehrenpreis, Waldmeister, Wegwarte, Kalmus, Labkraut, Andorn, Bertram, Muskat, Melisse, Fenchel, Raute, Sellerie, Weihrauch, Lindenblätter, Rebensaft, Gerste, Ginster

Augenproblem	Heilkräuter
Grauer Star	Schwedenbitter, Schöllkraut, Zinnkraut, Spitzwegerich, Malve, Pfefferkraut, Augentrost, Goldrute, Ringelblume, Ingwer, Raute, Farn, Bertram, Süßholz, Muskat, Rosenblätter, Lavendel, Fünffingerkraut, Melisse, Fenchel, Klee, Odermennig, Weihrauch, Lindenblätter, Rebensaft, Ginster, Gerste
Grüner Star	Schwedenbitter, Zinnkraut, Augentrost, Benediktenwurz, Schafgarbe, Goldrute, Labkraut, Brennnessel, Lindenblätter, Gerste, Ginster
Lichtblitze	**Erst nach Abklärung mit dem Augenarzt!** Schwedenbitter, Augentrost, Ginster
Netzhautablösung	**Erst nach Versorgung durch den Augenarzt!** Schwedenbitter, Ehrenpreis, Lindenblätter, Ginster
Netzhautriss	**Erst nach Versorgung durch den Augenarzt!** Schwedenbitter, Ehrenpreis, Lindenblätter, Ginster
Pterygium	Augentrost, Ingwer, Ginster, Saphir (Heilstein)
Ptosis	Ehrenpreis, Löwenzahn, Wegwarte, Kalmus, Labkraut
Retinitis pigmentosa	Schwedenbitter, Bärlauch, Waldmeister, Ehrenpreis, Wegwarte, Kalmus, Ringelblume, Brennnessel, Bertram, Andorn, Süßholz, Sellerie, Weihrauch, Lindenblüten, Rebensaft, Ginster
Trockene Augen	Malve, Augentrost, Ringelblumen, Süßholz, Rosenblätter, Ginster
Phthisis bulbi	Malve, Ehrenpreis, Kalmus, Süßholz, Ginster

Augenproblem	Heilkräuter
Uveitis	Schwedenbitter, Kamille, Frauenmantel, Wegwarte, Ingwer, Ysop, Salbei, Andorn, Kirschbaumharz, Gerste
Lidentzündungen, Gerstenkorn, Hagelkorn	Augentrost, Kamille, Frauenmantel, Wegwarte, Salbei, Andorn
Keratitis	**Erst nach Abklärung mit dem Augenarzt!** Kamille, Wegwarte, Ingwer, Ysop, Salbei, Andorn, Kirschbaumharz, Augentrost
Sehnerventzündung	Schwedenbitter, Kamille, Frauenmantel, Wegwarte, Salbei Andorn, Gerste
Glaskörpertrübung	Ingwer, Raute, Bertram Süßholz, Muskat, Rebensaft, Rosenblätter, Lavendel, Pfefferkraut, Farn, Fünffingerkraut, Fenchel, Klee, Odermennig, Lindenblätter, Gerste, Ginster
Glaskörperabhebung/-schrumpfung	Schwedenbitter, Schöllkraut, Malve
Glaskörperblutung	Schwedenbitter, Schöllkraut, Malve, Frauenmantel
Greisenbogen	Brennnessel, Löwenzahn, Kalmus, Labkraut, Muskat, Melisse, Lindenblätter, Rebensaft
Epiphora	Kamille, Augentrost, Schafgarbe, Ingwer, Rosenblätter, Fenchel, Sellerie, Kirschbaumharz
Veränderungen der Augen durch Diabetes (bei weiteren Erkrankungen, die daraus resultieren, zusätzlich unter der Augenerkrankung nachsehen)	Löwenzahn, Schwedenbitter, Wegwarte, Kalmus, Labkraut, Raute, Weihrauch, Gerste
Stärkung der Milz	Löwenzahn, Ehrenpreis, Wegwarte, Kalmus, Labkraut, Melisse

Über die Autorin

Caroline Ebert ist Optikermeisterin, ganzheitliche Sehtrainerin und Augenkinesiologin. Ihre eigene Kurzsichtigkeit konnte sie mit den von ihr gelehrten Methoden erfolgreich behandeln. Sie betreibt die Augenschule »Eyeland«, in der sie intensiv mit Erwachsenen und auch vielen Kindern arbeitet. Zudem gibt sie regelmäßig Sehschulungen für die Mitarbeiter in Firmen.

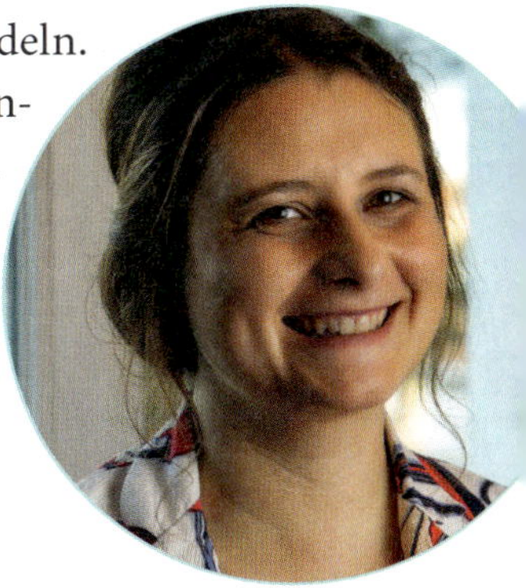

www.augenschule-eyeland.de

Ganzheitliche Wege zu gesunden Augen und Sehkraft

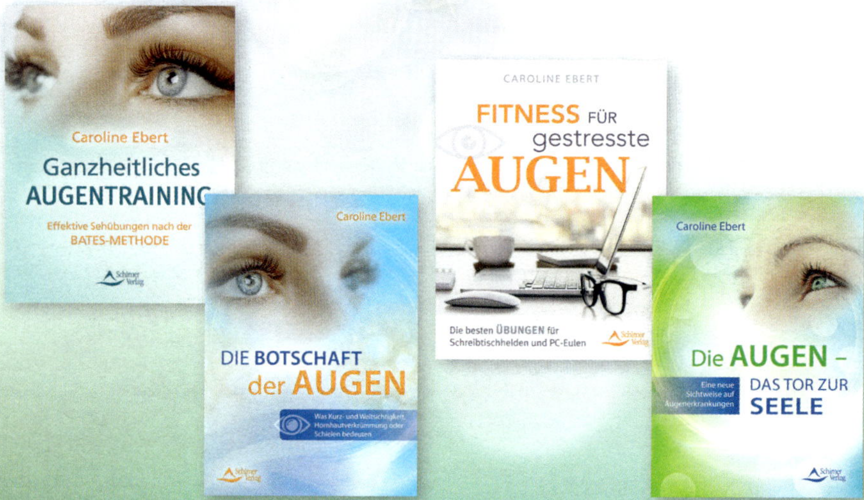

Caroline Ebert
Ganzheitliches Augentraining
Effektive Sehübungen nach der Bates-Methode

144 Seiten
978-3-8434-1532-3

Caroline Ebert
Die Botschaft der Augen
Was Kurz- und Weitsichtigkeit, Hornhautverkrümmung oder Schielen bedeuten

152 Seiten
978-3-8434-1423-4

Caroline Ebert
Fitness für gestresste Augen
Die besten Übungen für Schreibtischhelden und PC-Eulen

136 Seiten
978-3-8434-1378-7

Caroline Ebert
Die Augen – Das Tor zur Seele
Eine neue Sichtweise auf Augenerkrankungen

136 Seiten
978-3-8434-1408-1

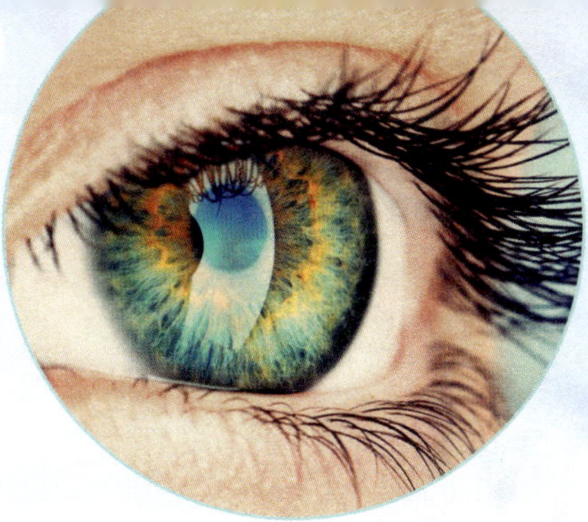

Schirner Verlag

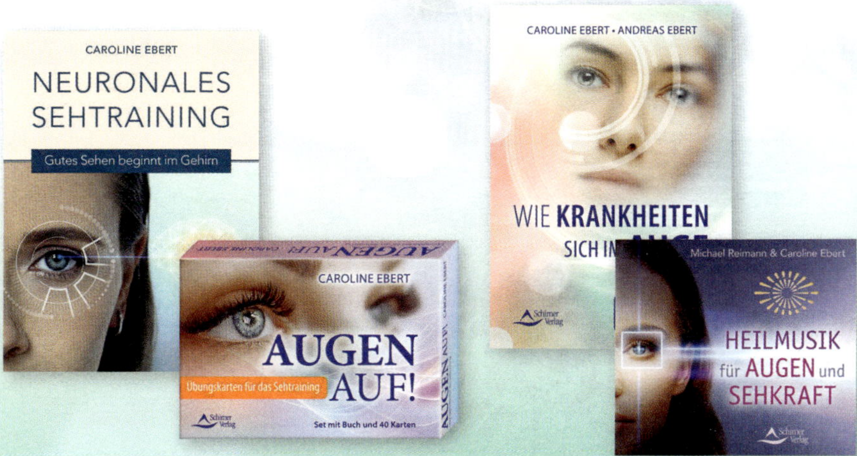

Bildnachweis

Bilder von der Bilddatenbank www.shutterstock.com:

Layoutelemente: Ornamente an Seitenzahlen & Etiketten: # 561472003 (© Marish), Blütenzeichnungen: # 710907874 (© Elena Akimova) & # 407202541 (© geraria), Hintergrund Fotos: # 282892784 (© PopTika), Hintergrund Grafiken: # 129036812 (© colors)

S. 6: # 397900981 (© Olga Pink), S. 7: # 103346693 (© stockcreations), S. 8 oben: # 2039568914 (© MAXSHOT.PL), unten: # 658261525 (© de2marco), S. 9 oben: # 103346693 (© stockcreations), unten: # 534462340 (© Valentina Razumova), S. 10 oben: # 755015746 (© Yuriy Lukin), unten: # 292987178 (© pablofdezr), S. 12/13: # 1022443201 (© Benevolente82), S. 13 unten: # 451094497 (© Valentyn Volkov), S. 14: # 177901919 (© Tefi), S. 15: # 177901772 (© Tefi), S. 16: # 216062674 (© Antonio Guillem), S. 17: # 157672295 (© Alila Medical Media), S. 18 oben: # 517309279 (© natalia bulatova), Mitte: # 239500606 (© symbiot), unten: # 242471758 (© Ines Behrens-Kunkel), S. 19: # 448346470 (© Valerii__Dex), S. 20 oben: # 152653640 (© LiliGraphie), unten: # 297523988 (© HandmadePictures), S. 21: # 121649548 (© Prezoom.nl), S. 22 oben: # 772562770 (© Stokkete), S. 22 & 23 unten: # 270168314 (© Tefi), S. 23 oben: # 330066293 (© Valentyn Volkov), S. 24 oben: # 1034725591 (© lola1960), Mitte: # 77803237 (© Alila Medical Media), unten: # 152653640 (© LiliGraphie), S. 25: # 1083402785 (© Dmytro Zinkevych), S. 26 oben: # 661475734 (© Scio21), Mitte links: # 437596216 (© Artemida-psy), Mitte rechts: # 346746125 (© Manfred Ruckszio), unten: # 155918657 (© Scisetti Alfio), S. 27 links: # 193510025 (© Scisetti Alfio), rechts: # 31709140 (© Richard Peterson), S. 28 oben: # 77803249 (© Alila Medical Media), unten: # 1098486314 (© inacio pires), S. 29 links: # 21606034 (© LianeM), rechts: # 103567133 (© yankane), S. 30 oben: # 1753123277 (© Dean Drobot), unten: # 242471758 (© Ines Behrens-Kunkel), S. 34: # 1135815815 (© Snowbelle), S. 35: # 182417234 (© Minerva Studio), S. 36: # 327795644 (© Tefi), S. 37: # 1106813555 (© Nella), S. 38 oben: # 442882906 (© Cast Of Thousands), unten: # 330066293 (© Valentyn Volkov), S. 39: # 127507442 (© Alila Medical Media), S. 40: # 159183068 (© Robert Biedermann), S. 41: # 1106813555 (© Nella), S. 42 oben: # 595027220 (© Olesya Baron), unten: # 128044661 (© Alila Medical Media), S. 43 links: # 341793557 (© Grigorii Pisotsckii), rechts: # 759366256 (© Daria A), S. 44 links: # 650829127 (© ARZTSAMUI), rechts: # 119236120 (© Dmitrij Skorobogatov), S. 45 oben: # 792691003 (© Rifad), unten: # 103346693 (© stockcreations), S. 46 links: # 276042638 (© Annaev), rechts: # 542388265 (© Starover Sibiriak), S. 47: # 327024086 (© Tefi), S. 48: # 13049608 (© Nejron Photo), S. 50 oben: # 1058417546 (© LABETAA Andre), unten links: # 346744007 (© Manfred Ruckszio), unten rechts: # 328650599 (© kukuruxa), S. 51: # 429648973 (© Kotkoa), S. 52: # 438697840 (© ARZTSAMUI), S. 53 oben: # 1119269549 (© milart), unten: # 1058417546 (© LABETAA Andre), S. 55: # 714703591 (© Nataly Studio), S. 56 oben: # 353177939 (© Manfred Ruckszio), unten: # 45104506 (© Serg64), S. 57: # 667146526 (© MoDaVi Art), S. 58: # 517309279 (© natalia bulatova), S. 59: # 354786338 (© Manfred Ruckszio), S. 60: # 1007582761 (© TwilightArtPictures), S. 62: # 289646066 (© Saharosa40), S. 63 oben: # 230825536 (© Lukas Gojda), Mitte: # 1058417546 (© LABETAA Andre), unten & S. 64 oben: # 728394190 (© nnattalli), S. 64 Mitte: # 96272012 (© Heike Rau), unten: # 1106813555 (© Nella), S. 65 oben: # 155918657 (© Scisetti Alfio), Mitte: # 280336055 (© Praisaeng), unten: # 280712060 (© LuciaP), S. 66 rechts: # 662184253 (© NANCY AYUMI KUNIHIRO), links oben: # 545155477 (© JurateBuiviene), links Mitte: # 471127193 (© Craig Russell), links unten: # 748282924 (© Gts), S. 67 oben: # 1094270858 (© Jude Black), unten: # 98622437 (© Chamille White), S. 68 links: # 424228774 (© Swapan Photography), rechts: # 658261525 (© de2marco), S. 69 oben: # 547312966 (© ileana_bt), unten: # 1075322639 (© Luka Hercigonja), S. 70 oben: # 21606034

(© LianeM), unten: # 1104885095 (© BAO-Images Bildagentur), S. 72 oben: # 647926426 (© pilialoha), unten: # 1012972651 (© kaprik), S. 73 links: # 1072675478 (© aniana), rechts: # 353177939 (© Manfred Ruckszio), S. 74: # 319741823 (© Martin Fowler), S. 75 oben: # 788774920 (© NeCoTi), Mitte: # 1083606974 (© Melica), unten: # 722205397 (© Valentyn Volkov), S. 76 oben: # 652622599 (© Volodymyr Nikitenko), unten: # 397900981 (© Olga Pink), S. 77 oben: # 1146374915 (© McGraw), Mitte: # 578942758 (© Severga), unten: # 199875425 (© Ruud Morijn Photographer), S. 78 links oben: # 674534443 (© Heike Rau), links Mitte: # 1099830791 (© Nikolay Kurzenko), links unten: # 633858929 (© artsandra), rechts: # 364231067 (© catalina.m), S. 79 oben: # 664736200 (© Anamaria Mejia), unten: # 242471758 (© Ines Behrens-Kunkel), S. 80: # 346746125 (© Manfred Ruckszio), S. 81 oben: # 421379074 (© fotomarekka), Mitte: # 1119269549 (© milart), unten: # 677772808 (© JurateBuiviene), S. 82 oben: # 424228774 (© Swapan Photography), Mitte: # 153805844 (© Madlen), unten: # 1033931959 (© ArgenLant), S. 83 oben: # 290971214 (© Heike Rau), Mitte: # 714703591 (© Nataly Studio), unten: # 276520067 (© Bildagentur Zoonar GmbH), S. 84 oben: # 1074945380 (© PosiNote), unten: # 462272068 (© emberiza), S. 85 links: # 41966137 (© Zvonimir Atletic), Mitte: # 133909325 (© kostrez), rechts: # 706935907 (© jopelka), S. 86 oben: # 585874262 (© pilipphoto), Mitte: # 732376633 (© Mimka), unten: # 455535871 (© emberiza), S. 87 oben: # 457122142 (© Ryan Yee), unten: # 646957525 (© Werner Spiess), S. 88 oben: # 346369094 (© Manfred Ruckszio), unten: # 644932261 (© Alp Aksoy), S. 89: # 125491049 (© Oksana Shufrych), S. 90 oben: # 1052024561 (© CobraCZ), unten hinten: # 1034725591 (© lola1960), unten vorn: # 1043269081 (© oksana2010), S. 91 oben: # 1034725591 (© lola1960), Mitte: # 728429398 (© nnattalli), unten: # 1043706421 (© Samo Trebizan), S. 92 oben: # 413011264 (© Manfred Ruckszio), unten: # 667978588 (© Melica), S. 93 oben: # 739302130 (© pilipphoto), unten: # 604254239 (© Subbotina Anna), S. 94 oben: # 341793557 (© Grigorii Pisotsckii), Mitte: # 759366256 (© Daria A), unten: # 121649548 (© Prezoom.nl), S. 95 oben: # 1146374915 (© McGraw), unten: # 687897226 (© roundstripe), S. 96 oben: # 687897226 (© roundstripe), unten: # 195102608 (© Wasan Ritthawon), S. 97: # 328650599 (© kukuruxa), S. 98: # 92758369 (© Olena Mykhaylova), S. 99 oben: # 394305058 (© Piyapong Wongkam), Mitte: # 1082873384 (© Andrea Geiss), unten: # 1080150941 (© Cherries), S. 100: # 153277991 (© Valentyna Chukhlyebova), S. 101 oben: # 1610948245 (© CGN089), unten: # 240728599 (© tomertu), S. 102 oben: # 467939567 (© Ekkasit Rakrotchit), unten: # 546544495 (© chuanpis), S. 103: # 600473429 (© weedezign), S. 104: # 233304130 (© paulista), S. 106 oben: # 492416668 (© Arlo Magicman), unten: # 480180670 (© Ondrej Prosicky), Pinselstriche: # 561472003 (© Marish), S. 110: # 429648973 (© Kotkoa), S. 115: # 449850841 (© SeDmi), S. 117: # 485414029 (© Barbara Bekei), S. 118: # 522191392 (© puhhha), S. 119: # 276520067 (© Bildagentur Zoonar GmbH), S. 123 unten: # 397900981 (© Olga Pink), S. 124 & S. 125 oben: # 121649548 (© Prezoom.nl), unten: # 1034725591 (© lola1960), S. 125: # 280433198 (© Ramona Heim)

Übungsfotos S. 55: © Caroline Ebert

Porträt von Caroline Ebert auf S. 123: © Andrea Kowitz-Vierheller

Danke für deine REZENSION

– Gemeinsam sind wir mehr –

Liebe Leserin, lieber Leser,
von Herzen danken wir dir, dass du dieses Buch in den Händen hältst und es bis zum Ende gelesen hast. Das bedeutet uns, dem Schirner Verlag und seinen Autoren, sehr viel. Aus voller Überzeugung und mit Hingabe widmen wir uns seit vielen Jahren Themen, die unser aller Lebensqualität und Bewusstwerdung dienlich sind, und hoffen, einen Beitrag für eine lichtvollere Welt leisten zu können. Wenn dir unsere Arbeit gefällt, möchten wir dich bitten, dir einige Minuten Zeit zu nehmen, um dieses Buch zu rezensieren. Warum? Die meisten Menschen lesen Rezensionen, bevor sie ein Buch kaufen, da sie hierdurch einen Eindruck bekommen, ob und wie der Inhalt des Buches den Leser erreicht hat. Eine kurze Rezension ist dabei ebenso hilfreich wie eine lange, sehr ausführliche. Um es auf den Punkt zu bringen:

Eine Rezension ist heutzutage die beste Werbung für ein Autorenwerk!

Wenn du den Schirner Verlag und seine Autoren neben dem Buchkauf auch anderweitig unterstützen willst, dann bitten wir dich: Schreibe für jedes Werk eine Rezension – vielleicht als persönliche Leseempfehlung für die Buchhandlung in deiner Nähe oder online, z. B. beim Schirner Verlag. Das wäre nicht nur eine Wertschätzung für die Autoren, sondern kann dazu beitragen, dass die Verkaufszahlen steigen und der Schirner Verlag auch in herausfordernden Zeiten Bestand hat.

WIE SCHREIBT MAN EINE REZENSION?

Grundsätzlich sollte eine Rezension aus der eigenen, subjektiven Sicht geschrieben werden, da es sich um eine persönliche Meinung handelt. Du kannst in zwei Sätzen deine Gedanken zu dem Buch äußern oder eine längere Rezension verfassen. Falls du nicht weißt, wie du beginnen sollst, hier ein paar Anregungen:

- War das Buch leicht verständlich geschrieben? Wie hat dir die Sprache gefallen? Wie empfandest du die Aufteilung der verschiedenen Themen?
- War es unterhaltsam? War es deiner Meinung nach mit Herzblut und Liebe geschrieben? Wie hat es auf dich gewirkt?
- Hat es dein Herz berührt? Konntest du dich wiederfinden?
- War es tief greifend genug? Hast du viel Neues gelernt?
- Hat es gehalten, was der Titel und die Buchbeschreibung versprochen haben? Hat es deine Erwartungen erfüllt?
- Was macht das Buch besonders? Warum sticht es heraus im Vergleich zu anderen Büchern, die ein ähnliches Thema behandeln?
- Würdest du das Buch weiterempfehlen oder verschenken?

Dankeschön